Pratul Kumar Agrawal
Anupama N. M.
Shilpa Shetty

Aplicação de poliéter-éter-cetona (PEEK) em prótese dentária

Pratul Kumar Agrawal
Anupama N. M.
Shilpa Shetty

Aplicação de poliéter-éter-cetona (PEEK) em prótese dentária

ScienciaScripts

Imprint

Cover image: www.ingimage.com

This book is a translation from the original published under ISBN 978-620-2-09281-4.

Publisher:
Sciencia Scripts
is a trademark of
Dodo Books Indian Ocean Ltd. and OmniScriptum S.R.L publishing group

120 High Road, East Finchley, London, N2 9ED, United Kingdom
Str. Armeneasca 28/1, office 1, Chisinau MD-2012, Republic of Moldova, Europe
Printed at: see last page
ISBN: 978-620-8-10383-5

ÍNDICE

RECONHECIMENTO

"É preciso um grande coração para ajudar a moldar pequenas mentes."

Desconhecido

Mesmo os objetivos menores não podem ser alcançados sem as mãos levantadas para apoio e confiança dadas por aqueles que fazem a diferença em tudo o que alcançamos. Assim é este trabalho, onde os esforços coletivos tornaram possível atingir o objetivo final.

Em primeiro lugar, expresso minha gratidão à minha estimada Professora e Guia ***Dra. Anupama NM, Professora, Departamento de Prótese e Coroa e Ponte, VS Dental College & Hospital, Bengaluru,*** *que tem sido minha inspiração, por sua orientação inestimável, apoio constante e pelo estímulo intelectual dado, que sempre guardarei em meu coração. Seu constante oásis de ideias enriquece excepcionalmente o processo de pensamento do aluno.*

Desejo expressar minha profunda gratidão à ***Dra. Shilpa Shetty, Professora e Chefe do Departamento*** *de Prótese Dentária e Coroas e Pontes do VS Dental College & Hospital, Bengaluru, por compartilhar seu imenso conhecimento e fornecer suporte.*

Sou grato ao ***Dr. Bharat Raj, leitor do Departamento de Prótese Dentária do VS Dental College & Hospital, em Bengaluru,*** *por seu constante apoio e orientação.*

Também expresso minha sincera gratidão ao ***Dr. Surendra Kumar GP, Professor do Departamento de Protodontia,*** *por seu gentil apoio na elaboração deste trabalho.*

Sou grato à ***Dra. Usha HL, Diretora, VS Dental College & Hospital, Bengaluru*** *, por me dar a oportunidade de estudar este assunto. Sou muito grato a ela por todas as facilidades estendidas a mim.*

Gostaria de expressar meu sincero reconhecimento a todos os outros ***membros do corpo docente do Departamento de Prótese Dentária*** *por seus valiosos conselhos e incentivo.*

Aproveito esta oportunidade para agradecer ***ao Dr. Kavya, Dr. Era, Dr. Kelly, Dr. Bankima, Dr. Bisma*** *e todos os meus colegas de pós-graduação pela ajuda e cooperação que sempre mantiveram meu ânimo elevado.*

Pessoalmente, expresso meus sinceros agradecimentos ao meu irmão mais velho, ***Prateek Agrawal,*** *e ao meu irmão mais novo,* ***Pratyush Agrawal,*** *por serem minha força.*

Agradeço também à minha mãe, ***Sra. Pooja Agrawal,*** *que me tornou conhecedor, confiante e forte o suficiente para enfrentar situações difíceis, e ao meu pai,* ***Sr. Pawan Agrawal*** *, que foi meu guia e inspiração para trabalhar mais.*

Acima de tudo, sou grato ao Todo-Poderoso que me concedeu a oportunidade, as bênçãos e a coragem moral para concluir esta dissertação.

Capítulo 1

1. INTRODUÇÃO

Polieteretercetona (PEEK) é um polímero sintético, semicristalino, de cor de dente e termoplástico de alta temperatura da família da poliariletercetona (PAEK). Consiste em cadeia molecular de estrutura aromática linear, interconectada por grupos funcionais cetona e éter **(Figura 1).** [1]

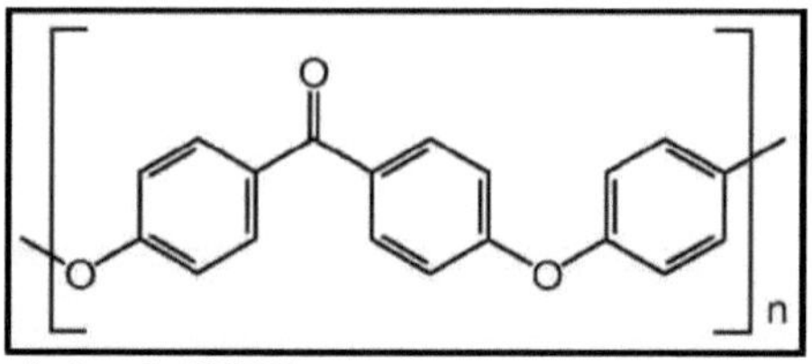

Figura 1. Estrutura química do PEEK

Historicamente, foi desenvolvido pela primeira vez pela Imperial Chemical Industries (ICI), sediada no Reino Unido, em associação com a Victrex PLC em 1978. Em 1981, o PEEK, juntamente com seu material composto, como vidro e produtos preenchidos com carbono, foram comercializados para aplicações industriais, como aeronaves e lâminas de turbina. [2-5] No final da década de 1990, o PEEK ganhou popularidade em aplicações ortopédicas e traumáticas e começou a substituir componentes de implantes de metal. [6] O PEEK era comumente usado como um material de gaiola de fusão intersomática na cirurgia vertebral. [7] Com o desenvolvimento do PEEK reforçado com fibra de carbono (CF/PEEK), esse novo material composto foi usado principalmente para fixação de fraturas e próteses femorais em articulações artificiais do quadril. [8] Em 2012, o JUVORA TM foi lançado para atender ao mercado de dentaduras. [3] Nos últimos anos, o PEEK e seus compostos atraíram muito interesse no campo da odontologia devido às suas várias propriedades benéficas.

O titânio (Ti) e suas ligas são amplamente utilizados como materiais de implantes dentários e ortopédicos, devido a uma combinação de propriedades favoráveis, como alta resistência à corrosão, biocompatibilidade, repassivação e propriedades mecânicas adequadas. [9] A resistência à corrosão do Ti e suas ligas é resultado de filmes de óxido passivos formados espontaneamente (TiO_2) quando em contato com oxigênio. No entanto, eventos, como carga cíclica, micromovimento do implante, ambientes ácidos e seus efeitos combinados, podem resultar na quebra permanente do filme de óxido, o que pode consequentemente levar à exposição do metal a granel a um eletrólito e, portanto, a corrosão acontece patofisiologicamente. Devido a essa condição, o Ti libera íons (ou seja, Ti (IV), V e Al) e desencadeia uma reação imunológica (Tipo IV) que é potencialmente direcionada ao implante e, portanto, à osteólise. [10] Outra questão importante relacionada aos implantes metálicos é que sua presença evoca raios de dispersão consideráveis no campo de irradiação. [11] Além disso, o titânio e suas ligas têm um módulo elástico (102-110GPa) significativamente maior do que o osso (14GPa) e resultando em proteção severa contra estresse nos ossos peri-implantares, o que levará à adsorção de tecidos ósseos adjacentes e causará afrouxamento e falha protética. A radiopacidade dos metais causa artefatos em imagens de tomografia computadorizada (TC) e limita a capacidade de examinar o paciente com ressonância magnética (RM). [12]

Durante as últimas duas décadas, esforços estão sendo feitos para desenvolver implantes, abutments e materiais restauradores sem metal. Um exemplo é o dióxido de zircônio. Infelizmente, a degradação em baixa temperatura e o alto módulo de Young (210GPa) são desvantagens potenciais deste material. [13,14]

Polímeros, como polietileno de ultra-alto peso molecular (UHMWPE), politetrafluoroetileno (PTFE), polimetilmetacrilato (PMMA), polilactídeo (PLA), poliglicolídeo (PGA) e poli-hidroxibutirato (PHB), foram amplamente utilizados em várias aplicações biomédicas. Mas eles tendem a ser muito flexíveis e muito fracos para atender às demandas mecânicas como implantes ortopédicos. Além disso, eles absorvem líquidos e incham, lixiviam produtos indesejáveis e também são afetados pelo processo de esterilização. [15]

Por estas razões acima mencionadas relacionadas com as desvantagens do Ti e das suas ligas, dióxido de zircônio e outros polímeros diferentes, os polímeros de alto desempenho (HPP) estão sendo propostos como materiais de implantes na medicina, dos quais o HPP mais comumente usado é a polieteretercetona (PEEK). [16]

A principal propriedade benéfica do uso do PEEK como material de implante é seu menor módulo de Young (elástico) (3-4GPa) sendo próximo ao osso humano (14GPa). Isso fornece menor proteção contra estresse quando comparado ao titânio, que é usado como material de implante. O PEEK também pode ser modificado facilmente pela incorporação de outros materiais. Por exemplo; a incorporação de fibras de carbono pode aumentar o módulo elástico até 18GPa, que também é comparável ao do osso cortical e da dentina. Além disso, as propriedades de tração do PEEK são análogas às do osso, esmalte e dentina, tornando-o um material restaurador adequado no que diz respeito às propriedades mecânicas. [17]

Em contraste com o titânio, o PEEK é bioinerte e hidrofóbico por natureza, portanto, tem propriedades osteocondutoras inerentes muito limitadas. Portanto, uma quantidade considerável de pesquisas foi conduzida para melhorar a bioatividade dos implantes de PEEK. Há uma série de métodos que foram propostos para melhorar a bioatividade do PEEK, incluindo modificações físicas e químicas da superfície, revestimento do PEEK com hidroxiapatita osteocondutora sintética e incorporação de partículas bioativas. [17]

O PEEK tem uma cor acinzentada com baixa translucidez, o que limita seu uso como uma restauração monolítica de cobertura total na zona estética. Para superar isso, é necessário o revestimento com restauração composta. Isso adiciona um desafio adicional, pois atingir a resistência de ligação adequada entre os compósitos de resina de revestimento e as superfícies de PEEK, devido à sua baixa energia de superfície e resistência à modificação da superfície por diferentes tratamentos químicos, continua difícil.[18]

O PEEK, além do implante, tem sido usado até agora como um pilar provisório para o implante, barras suportadas por implantes, prótese dentária fixa como coroa ou ponte, prótese removível como material de fixação.[19]

O objetivo desta dissertação é destacar as diversas propriedades, o processo de fabricação e a aplicação do PEEK para que possamos entendê-lo melhor e, assim, aplicá-lo em diversas práticas clínicas.

SÍNTESE [17]

reação de dialquilação de crescimento em etapas de sais de bisfenolato para formar poliétercetona. A 4,4'-difluorobenzofenona reage com o sal dissódico da hidroquinona em um solvente polar de difenil sulfona a 300°C para sintetizar PEEK **(Figura 2).**

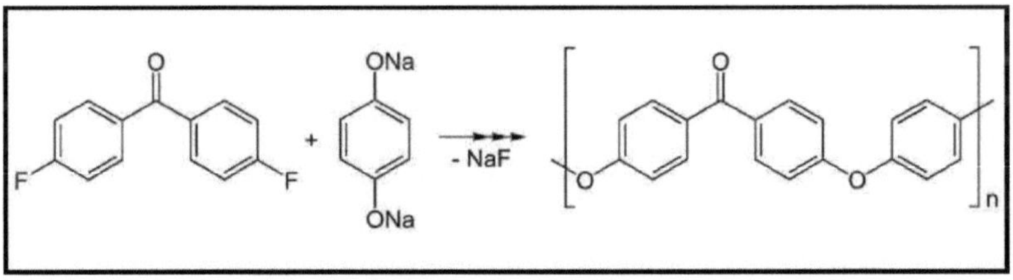

Figura 2. Processo químico do PEEK

O PEEK pode ser modificado pela adição de monômeros funcionalizados (pré-polimerização) ou modificações pós-polimerização por processos químicos como sulfonação, aminação e nitração.

MÉTODO DE FABRICAÇÃO DE PEEK [88,108,133]

A polieteretercetona é fornecida como **grânulos, como pó ou como pó fino (Figura 3).** O PEEK parece âmbar no estado fundido e acinzentado em seu estado cristalino sólido (cores naturais). Em condições normais de armazenamento, o tempo de armazenamento é praticamente ilimitado, desde que a embalagem não tenha sido danificada. Evite armazenar em temperaturas acima de 45°C.

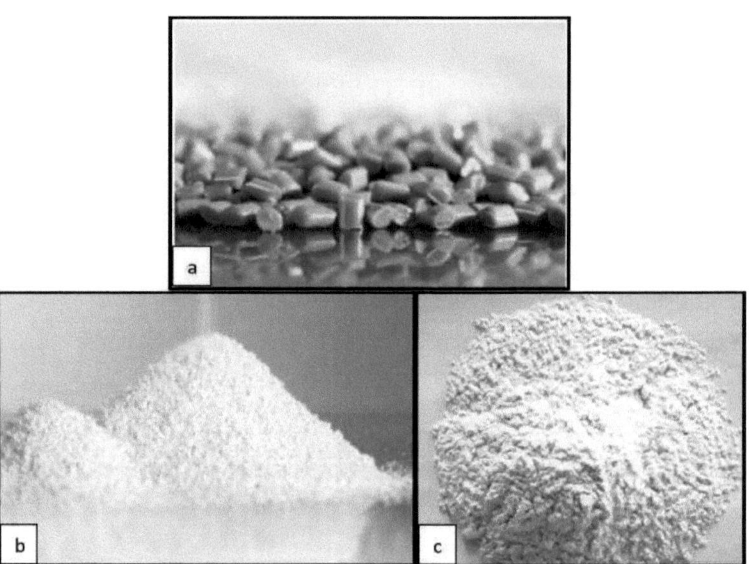

Figura 3. PEEK fornecido na forma de a) Granulado b) Em pó ou c) Em pó fino

As operações de processamento de polímeros mais importantes são [133]

1) **Extrusão e**

2) **Moldagem por injeção.**

Ambos os processos envolvem a seguinte sequência de etapas:

(a) Aquecendo e derretendo o polímero,

(b) Bombeando o polímero para a unidade de moldagem,

(c) Moldar o fundido no formato e nas dimensões necessárias e

(d) Resfriamento e Solidificação.

Outros métodos de processamento incluem **moldagem por compressão** , calandragem, moldagem por sopro, termoformagem e moldagem rotacional. A adequação de um material para um processo específico é geralmente decidida com base no índice de fluxo de fusão (MFI, também chamado de taxa de fluxo de fusão ou MFR). O MFI é o número de gramas de polímero coletados do aparelho de teste em 10 min. Valores baixos de MFI significam alta viscosidade e alto peso molecular, e valores altos de MFI indicam o oposto. A seguir está a faixa usual de MFI para alguns processos: extrusão 0,01 - 10, moldagem por injeção 1 - 100.

O polímero PEEK pode ser processado em equipamentos termoplásticos convencionais.

- **Os grânulos** são geralmente recomendados para operações de moldagem por injeção, extrusão, monofilamento e revestimento de fios.
- **O pó** é usado para moldagem por compressão.
- **Pós finos** são geralmente usados para processos de revestimento, fabricação de pré-impregnados compostos e moldagem por compressão.

1. EXTRUSÃO: Ocorre em duas etapas.

a) **Extrusão de parafuso:**

Extrusoras de parafuso são compostas por um ou dois parafusos de Arquimedes girando em um cilindro aquecido.

i. **A extrusora de parafuso único (SSE)**

É o carro-chefe da indústria de plásticos. Resinas de polímero na forma de pellets, pós ou flocos fluem de uma tremonha para o vão entre um parafuso giratório e um cilindro aquecido. A profundidade do canal de transporte no parafuso é contornada de grande para pequeno na direção do fluxo, para levar em conta a mudança de densidade da alimentação sólida particulada para o extrudado de polímero fundido e para o desenvolvimento de pressão. Os SSEs normalmente têm diâmetros entre 25 e 250 mm e relações comprimento/diâmetro entre 20 e 36. As velocidades de rotação usuais variam de 20 a 150 rev min $^{-1}$. Uma máquina de 60 mm de diâmetro pode fornecer até 200 kg h $^{-1}$, enquanto uma máquina de 150 mm de diâmetro pode exceder 1000 kg h $^{-1}$.

Na primeira zona, ou zona de transporte de sólidos, da extrusora, as partículas de polímero sólido são compactadas juntas no canal do parafuso pela ação rotativa do parafuso para formar um leito sólido de material. No início da próxima seção da extrusora, a zona de plastificação (fusão), aquecedores de barril fazem com que uma fina película de polímero fundido se forme na lacuna entre o leito sólido e a parede do barril. A película derretida é submetida a cisalhamento intenso na lacuna fina e, devido às viscosidades extremamente altas dos polímeros fundidos, altas taxas de dissipação viscosa resultam. O calor gerado derrete o leito sólido a uma curta distância do início da fusão. Na última zona da extrusora, a seção de medição, o fluxo de polímero fundido é

estabilizado nos canais rasos do parafuso e, finalmente, o material sai pela matriz na extremidade da máquina **(Figura 4).**

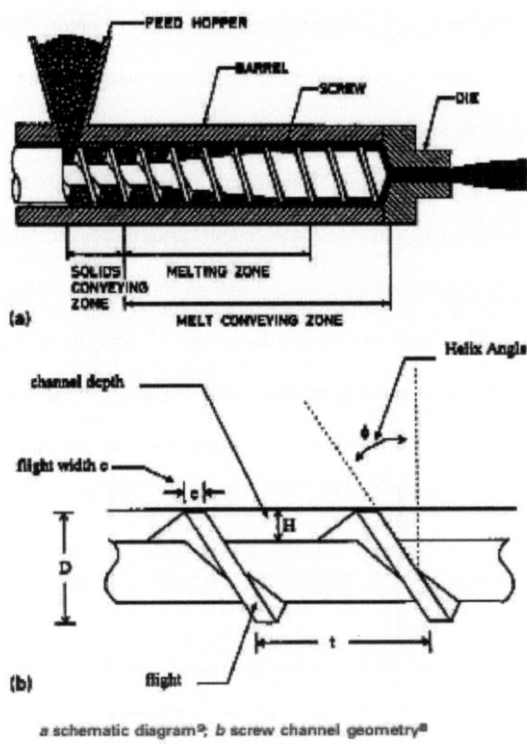

TV A ГЧ ♦ 1 A J^J^ / 1133

Figura 4. Extrusora plastificante de parafuso único

ii. Extrusoras de dupla rosca (TSEs):

Eles têm extrusoras com dois parafusos do mesmo diâmetro, que giram lado a lado dentro do cilindro da extrusora na mesma velocidade. Nos últimos anos, as extrusoras de parafuso duplo têm se tornado cada vez mais utilizadas em aplicações como mistura, mesclagem, composição de polímeros termoplásticos com aditivos, desvolatilização e extrusão reativa. Os TSEs oferecem maior controle sobre a distribuição do tempo de residência (RTD) e a mistura do que as extrusoras de parafuso único, e têm capacidades superiores de transferência de calor e massa. A desvantagem dos TSEs em comparação com os SSEs é seu capital significativamente maior custo.

Existem três classes principais de extrusoras de parafuso duplo: intermeshing corrotativas, intermeshing contrarrotativas e não intermeshing contrarrotativas **(Figura 5).** Os parafusos são compostos de seções de transporte, bloco de amassamento e mistura. O design do parafuso é frequentemente modular, o que permite um número quase ilimitado de configurações de parafuso possíveis. Os blocos de amassamento compreendem vários discos escalonados em um ângulo um em relação ao outro, cujo movimento causa cisalhamento intenso e tem um efeito de corte no fluxo de material. A maior parte da mistura dispersiva (homogeneização do fundido e quebra de sólidos) e fusão que ocorre dentro da extrusora ocorre em blocos de amassamento. **Extrusoras de parafuso duplo intermeshing corrotativas são o tipo mais comum de TSE.**

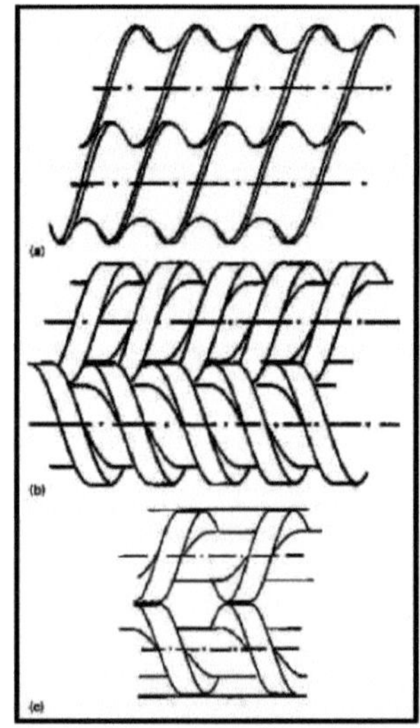

Figura 5. a. corrotacional totalmente entrelaçado; b. contrarrotativo entrelaçado; c. contra-rotativo não entrelaçado

b. Extrusão de matriz:

Uma vez que um polímero tenha sido derretido, misturado e pressurizado em uma extrusora, ele é bombeado através de uma matriz de extrusão para formação contínua (após resfriamento e solidificação) em um produto final. Os tipos de matriz mais comuns são plana, anular e perfilada. Produtos feitos por extrusão incluem canos, tubulações, revestimento de fios, garrafas plásticas, filmes e folhas plásticas, sacolas plásticas, revestimento para papel e folha, fibras, filamentos, fios, fitas e uma ampla gama de perfis (por exemplo, caixilhos de janelas e sistemas de vedação).

2. MOLDAGEM POR INJEÇÃO:

A moldagem por injeção é um processo cíclico de duas etapas: (a) geração de fusão por um parafuso rotativo e (b) preenchimento do molde com polímero fundido pelo avanço do parafuso (chamado de parafuso alternativo), seguido por um estágio de embalagem muito curto necessário para embalar mais polímero no molde para compensar o encolhimento após o resfriamento e a solidificação. O material é mantido no molde sob alta pressão até que tenha solidificado o suficiente para permitir a ejeção. A moldagem por injeção de polímero tem certas semelhanças com o processo de fundição sob pressão de metais no qual o metal fundido é forçado sob alta pressão em um molde ou matriz de aço. O metal, como o polímero, é pressionado em todas as fendas do molde e a pressão é mantida enquanto o metal congela. Na moldagem por injeção de polímero, o caminho de fusão para o molde começa com um canal e se divide em canais individuais, cada um alimentando uma das múltiplas cavidades do molde através de uma comporta. Os moldes podem conter mais de 100 cavidades, cada uma produzindo uma peça por ciclo de injeção. Os tempos de ciclo variam de alguns segundos a mais de um minuto. Taxas de cisalhamento muito altas surgem em operações de moldagem por injeção (geralmente até 10^{1} s^{-1}) e, para limitar os aumentos de temperatura devido ao aquecimento viscoso e também para facilitar o enchimento, são usados graus de polímeros termoplásticos de baixa viscosidade **(Figura 6).**

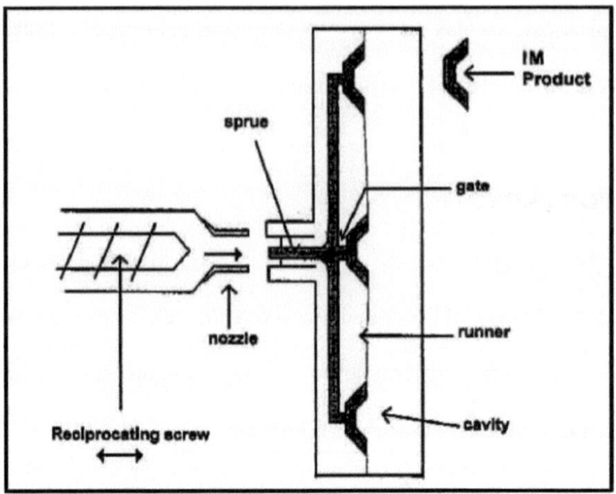

T- 1'ST♦ . •11. TT» T ♦♦. •11113

Figura 6. Componentes do molde de injeção: IM moldado por injeção

3. MOLDAGEM POR COMPRESSÃO:

A moldagem por compressão é a técnica mais antiga para a produção de produtos de polímeros e é usada principalmente para termofixos. Neste processo, o composto é prensado no molde pelas placas aquecidas de uma prensa hidráulica. Este processo é até certo ponto análogo à estampagem de chapas metálicas . A moldagem por injeção de polímeros substituiu a moldagem por compressão para alguns polímeros, devido às vantagens no manuseio de materiais e automação. No entanto, a moldagem por compressão tem uma vantagem no processamento de polímeros reforçados. Devido aos níveis modestos de deformação e estresse envolvidos na moldagem por compressão, as fibras de reforço não são danificadas. Concentrações de fibras muito altas e fibras mais longas podem ser incluídas em produtos moldados por compressão.

Até o momento, foram utilizadas três formas de PEEK para a fabricação de próteses fixas, que são **(Figura 7)** [88, 108]

(i) Prensagem de grânulos (PPG)

(ii) Prensagem de pellets (PPP) e

(iii) Blanks de PEEK para fresamento (PM)

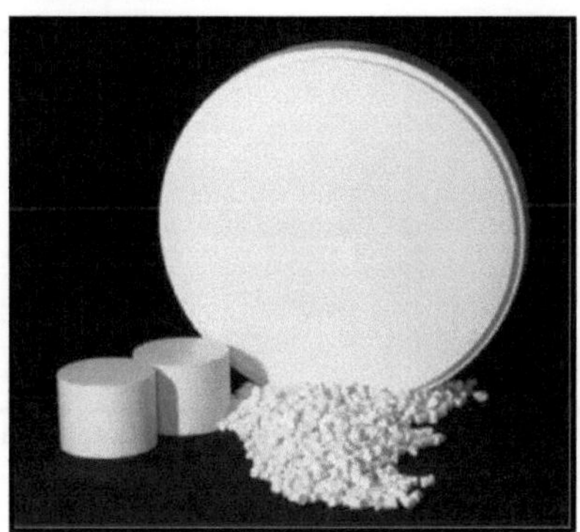

Figura 7. Material PEEK reforçado como blank CAD/CAM para fresagem, bem como pellet e granular para técnica de prensagem

i) Prensagem de grânulos (PPG):

O processamento começa com a primeira moagem de FPDs de cera (por exemplo, cera breCAM; Bredent) e então eles são posicionados em um molde e são envolvidos com material de revestimento. De acordo com as instruções do fornecedor, o material de revestimento é misturado. Após 20 minutos, o molde é aquecido até 630°C por 60 minutos e então resfriado a 400°C a uma taxa de resfriamento de 8°C/min. Posteriormente, a mufla pré-aquecida é preenchida com PEEK/C granular e mantida no forno de pré-aquecimento por 20 min a 400°C. Como próxima etapa, os FDPs são prensados a uma pressão de 2,3 bar em um dispositivo especial de prensagem a vácuo. Para este processo de prensagem, um êmbolo para cada mufla é usado e o processo de prensagem dura 25 min. Após o resfriamento, o material de revestimento é removido em uma unidade de jateamento de óxido de alumínio usando 105 pm Al_2O_3 a uma pressão de 2 bar. Os FDPs são finalizados usando um polidor de silicone (Ceragum Wheel; Bredent) e pasta de polimento (Abraso-Starglanz; Bredent) por cerca de 3 min **(Figura 8).**

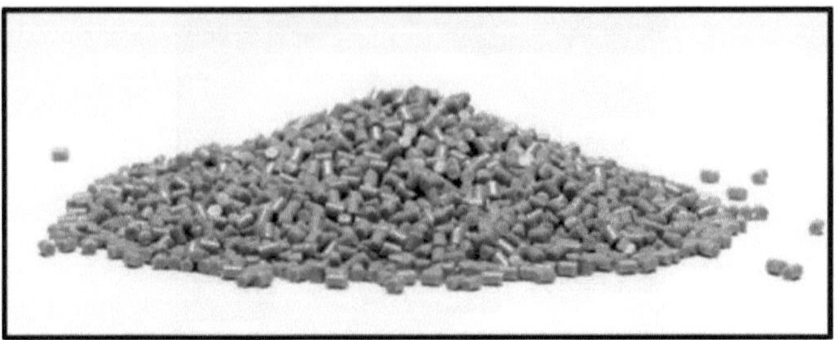

Figura 8. Grânulos de polieteretercetona para o processo de fundição (PPG)

ii) Prensagem de pellets (PPP):

A única diferença processual aqui em relação ao PPG é que o molde é aquecido por 90 minutos e a pressão aplicada é de 4,5 bar **(Figura 9).**

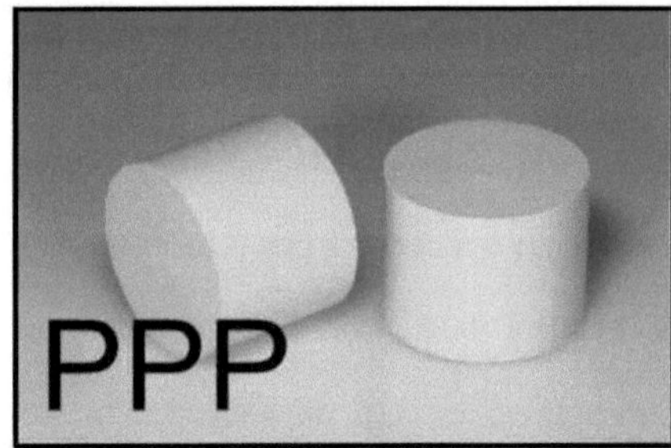

Figura 9. Polieteretercetona em forma de pellet para o processo de fundição (PPP)

iii) Blanks de PEEK para fresamento (PM):

Os blanks PEEK/C para CAD/CAM são originalmente prensados a partir de PEEK/C granular. Para fresamento usando

Com as tecnologias CAD/CAM, os blanks de PEEK são prensados industrialmente sob parâmetros padronizados, como pressão, temperatura e tempo **(Figura 10).**

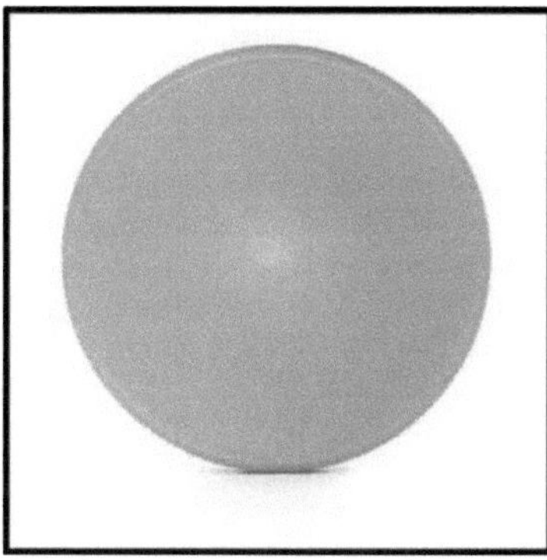

Figura 10. Blank de polieteretercetona para o processo de moagem (PM)

O estudo mostrou melhor carga de fratura de FDPs fabricados por CAD/CAM (2.354 N) do que aqueles prensados a partir de material PEEK/C granular (1.738 N). [8]

PROPRIEDADES

- As **propriedades mecânicas** do PEEK são próximas às do osso cortical humano e da dentina. Portanto, o PEEK tem menos efeito de proteção contra estresse **(Tabela 1 e 2)** . [4,17]
- O PEEK mantém suas **propriedades elétricas** até a temperatura de 200°C. [2]
- Os anéis arila do PEEK são interconectados por meio de grupos cetona e éter localizados em extremidades opostas do anel (como a posição "para"). A estrutura química estabilizada por ressonância do PEEK resulta na deslocalização de elétrons orbitais mais altos ao longo de toda a macromolécula, tornando-a extremamente não reativa e inerentemente resistente à **degradação química, térmica e pós- irradiação** . [6]
- O PEEK é **resistente a produtos químicos,** exceto ao ácido sulfúrico concentrado que o dissolve, e ao bromo líquido e ao ácido nítrico fumegante que degrada o PEEK. [2,6]
- Em **propriedades térmicas,** o PEEK tem uma alta temperatura de transição vítrea de 143 °C e temperatura de fusão de 334 °C. Naturalmente, o PEEK **não é inflamável** e tem produtos de combustão muito pequenos de CO_2 e CO. [2]
- O PEEK **pode ser esterilizado e irradiado** devido à sua estabilidade em temperaturas acima de 300°C. [120] Os produtos PEEK irradiados podem ser facilmente descontaminados por

procedimentos de lavagem convencionais, como ácidos diluídos e detergentes. [2]

- PEEK exibe **boa biocompatibilidade *in vitro* e *in vivo*,** não causando efeitos tóxicos ou mutagênicos nem inflamação clinicamente significativa. [20,27,28,43,63,74,76]
- O PEEK é **bioinerte** , mas sua bioatividade pode ser aumentada pela modificação da superfície e preparação do compósito. [12]
- O PEEK é **radiolúcido** , portanto não interfere nas modalidades de imagem radiográfica pós-operatória e prognóstica. [4] No entanto, o sulfato de bário, um radiopacificador, pode ser adicionado ao PEEK para melhorar a visualização e o contraste na imagem em caso de cirurgia de trauma. [15]
- O PEEK é **resistente ao desgaste** [12,89,101,106] e diferentes materiais podem ser adicionados para aumentar sua resistência ao desgaste, como nitreto de carbono grafítico (gC_3N_4). [119]
- O PEEK tem uma **solubilidade em água de 0,5% p/p** e não é danificado quimicamente pela exposição prolongada à água, mesmo em temperaturas de até 260°C [98.121] .
- PEEK tem **melhor estabilidade de cor** do que PMMA e resina composta. [115]
- O PEEK pode ser tornado **antimicrobiano** para diferentes patógenos orais comuns, como *S. mutans, S. aureus, Fusobacterium nucleatum, Porphyromonas gingivalis* e *E. coli,* usando vários métodos, como incorporação de ZnO, TiO_2 nanoestruturado multinível, tratamento com Implantação de Íons de Imersão em Plasma de Nitrogênio, Fluoração, Impregnação de íons de Prata (Ag+) em PEEK revestido com Hidroxiapatita e tratamento com lactama. [77,99,103 ,, 105,116,138]
- O PEEK tem **baixa translucidez e coloração acinzentada,** sendo necessária a aplicação de revestimento composto para a restauração.

finalidade estética. [18]

[4] **não reforçado**	
Densidade	1,32 g/ cm^3
Módulo de Young (E)	3700 MPa
Resistência à Tração (σ_t)	100 MPa
Alongamento (%)	50-150

Teste de entalhe	55 kJ/ m^2
Temperatura do vidro	143°C
Ponto de fusão	~334°C
Condutividade térmica	0,25 W/mK
Sorção de água (23°C)[%]	0,15-0,44

Tabela 2 - Resistência à tração e módulo de Young de PEEK, CFR-PEEK, PMMA e tecidos humanos mineralizados. [17]

Material	**Resistência à Tração (MPa)**	**Módulo de Young (GPa)**
ESPIADA*	80	3-4
CFR-PEEK**	120	18
PMMA "	48-76	3-5
Osso Cortical	104-121	14
Dentina	104	15
Esmalte	47,5	40-83
Titânio	954-976	102-110

*-PEEK, Polieteretercetona; **CFR-PEEK, Polieteretercetona reforçada com carbono; " PMMA, Polimetilmetacrilato.

Capítulo 2

APLICAÇÃO DO PEEK

Devido às várias propriedades físicas e mecânicas mencionadas, o PEEK é um material promissor para uso odontológico . A aplicação do PEEK em próteses é a seguinte **(Figura 11):**

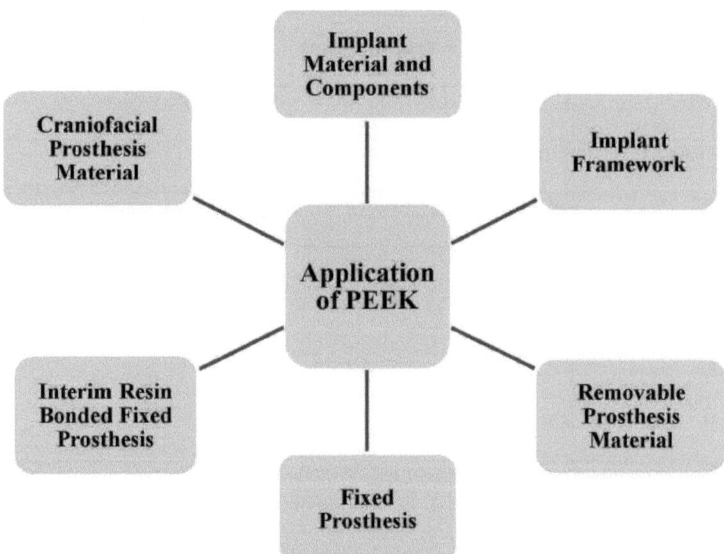

Figura 11. Aplicação de Polieteretercetona (PEEK) em Prótese Dentária

PEEK COMO MATERIAL DE IMPLANTE E COMPONENTES

7.1 PEEK COMO MATERIAL DE IMPLANTE [16,68]

Os implantes dentários aumentam a qualidade de vida de muitos pacientes com perda dentária. O material de escolha para implantes endósseos orais é o titânio puro, introduzido no final da década de 1960 pela Branemark. Embora os implantes baseados em titânio e ligas de titânio, como Ti-6Al-7Nb e Ti-6Al-4V, sejam bem baseados em evidências, foi demonstrado que seu uso pode ser correlacionado com a seguinte gama de problemas:

i. **Hipersensibilidade potencial** ao titânio.

ii. **Efeito de proteção contra estresse** devido à diferença de gradiente nos módulos elásticos de um implante de titânio e seu osso circundante. Isso pode causar estresse na interface implante-osso durante a transferência de carga, provavelmente resultando em perda óssea peri-implantar.

iii. **Problemas estéticos** devido à sua falta de transmissão de luz, o que pode provocar um brilho escuro do tecido mole peri-implantar em casos de mucosa de biotipo fino e/ou recessão de mucosa ao redor do implante de titânio. Isso pode ser problemático, especialmente na presença de uma linha de sorriso alta.

iv. Aumento do número de pacientes que preferem reconstruções dentárias com **materiais livres de metal.**

Como alternativa ao titânio, foram propostos implantes cerâmicos, que foram introduzidos pela primeira vez há cerca de 40 anos e eram feitos de óxido de alumínio, mas devido à incidência frequente de fraturas, foram substituídos por zircônia. A zircônia é uma alternativa mais adequada devido à sua cor semelhante à do dente, propriedades mecânicas, biocompatibilidade e baixa afinidade com a placa. Mas uma revisão sistemática da literatura por Andreiotelli et al em 2009 conclui que os dados clínicos científicos ainda não são suficientes para recomendar implantes cerâmicos para uso clínico de rotina. Além disso, a distribuição de estresse de um implante de zircônia no osso circundante pode estar associada a picos de estresse ainda maiores em comparação ao titânio, devido ao **maior módulo elástico da zircônia de 210 GPa.** [68]

PEEK é outro material biocompatível com um módulo elástico de 3,6 GPa que é mais próximo do osso. Além disso, o PEEK reforçado com fibra tem um módulo elástico de 18 GPa que é ainda mais próximo do osso cortical. Então ele fornece um efeito de blindagem de estresse menor do que o titânio.

Um estudo tridimensional feito por Sarot et al não encontrou nenhuma vantagem significativa do implante CFR-PEEK sobre o implante de titânio. Os implantes CFR-PEEK apresentaram uma maior concentração de carga na área cervical e no osso cortical do que os implantes de titânio, enquanto os implantes de titânio apresentaram picos de estresse equivalentes na porção cervical e uma distribuição de carga mais homogênea por todo o corpo do implante devido à menor deformação. Uma distribuição de estresse mais homogênea foi necessária para diminuir os picos de estresse na interface implante-osso **(Figura 12).** [50] No entanto, poucos estudos avaliaram os limites de fadiga de diferentes implantes de PEEK e descobriram que o PEEK reforçado com fibra pode tolerar as forças mastigatórias máximas tanto na região anterior quanto posterior. [58,94,97]

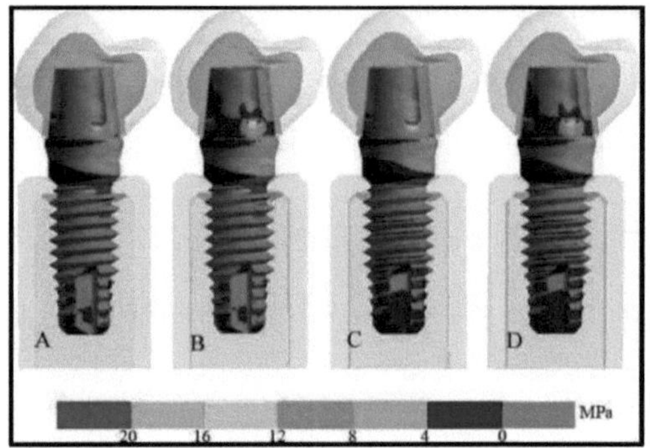

Figura 12. Comparação de tensões de Von Mises entre os implantes e pilares. A- implante e pilar de titânio, B- implante de titânio e pilar CFR-PEEK, C- implante CFR-PEEK e pilar de titânio, e D- implante e pilar CFR-PEEK [50]

Um estudo clínico demonstrou perda óssea crestal mínima com boa estabilidade do implante de PEEK após um período de acompanhamento de seis meses. Portanto, o PEEK pode ser uma boa alternativa para a colocação do implante, no entanto, estudos clínicos de mais longo prazo serão necessários **(Figura 13).** [137]

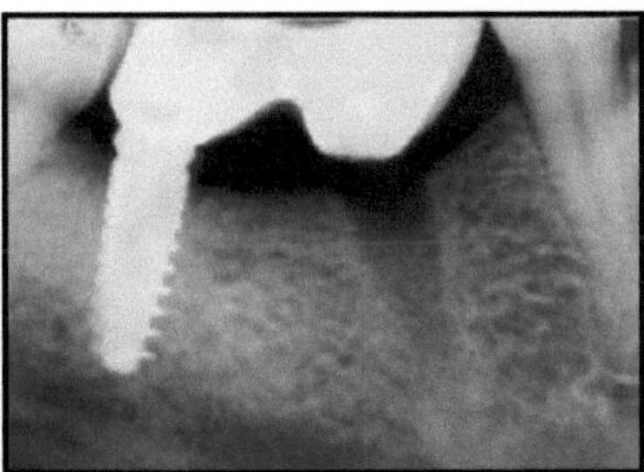

Figura 13.IOPA mostrando implante de PEEK em relação a 46 e implante de titânio em relação a 47 [13]

Métodos para melhorar a bioatividade do PEEK [12,17]

De acordo com a Lei de Wolff, o osso se remodela de acordo com a carga que foi aplicada a ele.

Blindagem contra estresse é a redução do volume do osso ao redor de um implante devido à blindagem das cargas normais pelo implante.

O titânio é amplamente utilizado como material de implante na odontologia. Ele fornece propriedades mecânicas e biológicas favoráveis, mas sua alta resistência e módulo elástico não correspondem aos dos tecidos ósseos humanos normais e podem causar um efeito de proteção contra estresse nos ossos peri-implantares, o que levará à reabsorção dos tecidos ósseos adjacentes e causará afrouxamento protético. A radiopacidade dos metais causa artefatos em imagens de tomografia computadorizada (TC) e limita a capacidade de examinar o paciente com ressonância magnética (RM).

A análise de elementos finitos (FEA) de implantes de PEEK reforçados com fibra de carbono (CFR-PEEK) sugeriu que eles poderiam induzir menor proteção contra estresse do que o titânio. [12] No entanto, como os implantes dentários de PEEK não foram amplamente utilizados clinicamente, não se sabe se há diferença entre a reabsorção óssea ao redor dos implantes de PEEK e de titânio em humanos. Além disso, um estudo FEA mais recente de Sarot et al. sugere que não há diferença entre a distribuição de estresse ao redor dos implantes dentários de PEEK e de titânio. De fato, mais ensaios clínicos são vitais para concluir se os implantes de PEEK produzem ou não menor proteção contra estresse do que os implantes de titânio.

O PEEK não modificado é inerentemente hidrofóbico por natureza, com um ângulo de contato com a água de 80-90° e bioinerte. De fato, estudos mostraram que não há efeito significativo do PEEK não modificado na taxa de proliferação de células in vitro. Pelo contrário, alguns estudos observaram um aumento da rotatividade de proteínas em células em contato com PEEK convencional e CFR. Estudos em animais sugeriram que o PEEK pode sobreviver por até 3 anos enquanto induz inflamação localizada não notável. No entanto, alguns estudos sugeriram que não há diferença significativa entre a osseointegração do PEEK e materiais de implante convencionais, como zircônia e titânio. Por outro lado, estudos proteômicos recentes indicaram que o PEEK inibe o processamento de mRNA que pode levar a uma diminuição da taxa de proliferação celular na superfície e efeitos citotóxicos podem ser produzidos a longo prazo. Não obstante, os mesmos estudos proteômicos não encontraram nenhuma diferença entre a bioinércia do PEEK, zircônia e titânio. Embora o PEEK não modificado seja considerado um material bioinerte, não houve evidências conclusivas de efeitos osseocondutores do PEEK in vivo e in vitro. Portanto, em sua forma não modificada, a taxa de sobrevivência a longo prazo dos implantes de PEEK é questionável.

Portanto, melhorar a bioatividade do PEEK é um desafio significativo que deve ser resolvido para realizar totalmente os benefícios potenciais. Atualmente, dois métodos têm sido usados para melhorar a bioatividade do PEEK, incluindo **A) Modificação de Superfície** e **B) Preparação de Composto (Figura 14)**. [12]

Figura 14. Métodos para melhorar a bioatividade do PEEK [12]

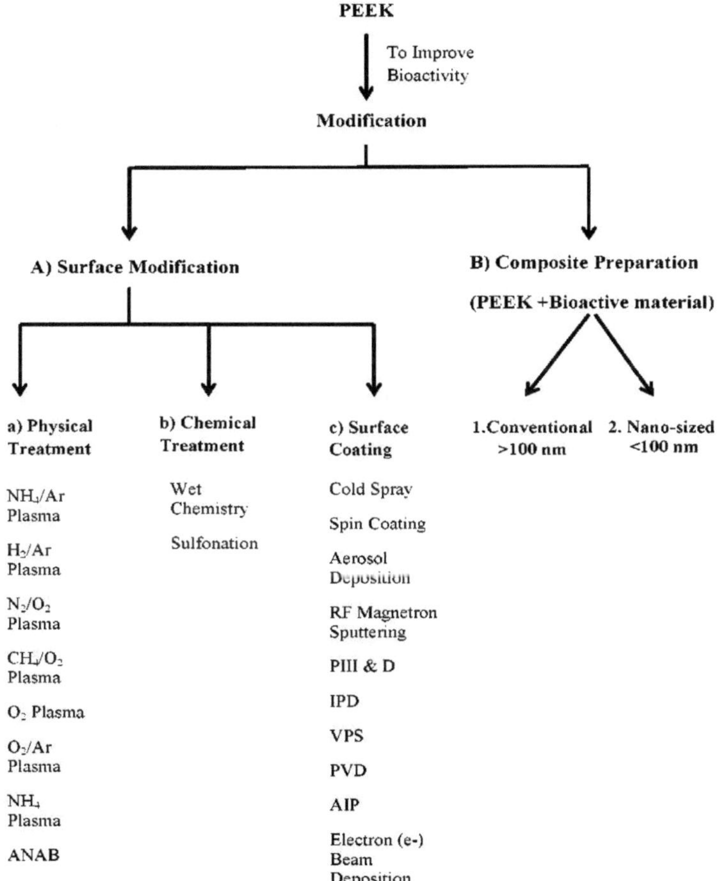
PEEK
To Improve
Bioactivity
Modification
A) Surface Modification
B) Composite Preparation
(PEEK +Bioactive material)
a) Physical Treatment
b) Chemical Treatment
c) Surface Coating
1.Conventional >100 nm
2. Nano-sized <100 nm
NH3/Ar Plasma
H2/Ar Plasma
N2/O2 Plasma
CH4/O2 Plasma
O2 Plasma
O2/Ar Plasma
NH4 Plasma
ANAB
Wet Chemistry
Sulfonation
Cold Spray
Spin Coating
Aerosol Deposition
RF Magnetron Sputtering
PIII & D
IPD
VPS
PVD
AIP
Electron (e-) Beam Deposition

A) Modificação de superfície

O PEEK é física e quimicamente estável, mas como é biologicamente inerte, a bioatividade pode ser aumentada pela modificação da superfície por tratamentos físicos, químicos ou revestimento de superfície. Os tratamentos físicos comumente usados são modificações de plasma, como plasma de amônia/argônio (NH_4/Ar), plasma de hidrogênio/argônio (H_2/Ar), plasma de nitrogênio e oxigênio (N_2/O_2), plasma de metano e oxigênio (CH_4/O_2), plasma de oxigênio (O_2), plasma de oxigênio e argônio (O_2/Ar), plasma de amônia (NH_4) e Feixe de Átomos Neutros Acelerados (ANAB). Nos tratamentos químicos, a modificação química úmida ou o tratamento de sulfonação podem modificar quimicamente a superfície do PEEK. A bioatividade do PEEK também pode ser aumentada pelo revestimento de superfície de alguns materiais usando vários métodos, incluindo técnica de pulverização a frio, técnicas de revestimento por centrifugação, pulverização catódica por magnetron de radiofrequência (RF) por deposição de aerossol (AD), implantação e deposição de íons por imersão em plasma (PIII&D), deposição de plasma iônico (IPD), pulverização de plasma a vácuo (VPS), deposição física de vapor (PVD), revestimento de íons de arco (AIP) e deposição de feixe de elétrons. O tratamento de superfície sozinho ou em combinação com o revestimento de superfície pode melhorar muito a bioatividade do PEEK **(Figura 14).**

a) Tratamento Físico

Plasmas são gases ionizados que podem ser produzidos pela excitação de ondas eletromagnéticas em um sistema de reator fechado contendo uma mistura de gases de baixa pressão. As partículas reativas geradas dessa forma interagem com a superfície do PEEK colocado no reator e modificam suas propriedades físicas e químicas da superfície sem alterar as propriedades mecânicas, elétricas e ópticas do PEEK que são relevantes para sua aplicação. Esse tipo de modificação de superfície fornece uma superfície de substrato promovendo melhores condições para a fixação e proliferação celular. [12]

i) Tratamento com plasma de amônia/argônio (NH_4/Ar) e plasma de hidrogênio/argônio (H_2/Ar): [35]

O tratamento da superfície de PEEK com dois processos de plasma (um plasma de micro-ondas em NH_4/Ar e um plasma de micro-ondas a jusante em H_2/Ar) mostrou atividade osteogênica semelhante com poliestireno de cultura de tecido (TCPS) e também a estimulação e supressão reprodutíveis da proliferação celular foram possíveis por esses métodos de modificação de plasma.

ii) Tratamento com plasma de nitrogênio/oxigênio (N_2/O_2): [23]

O estudo não demonstrou efeito desvantajoso na viabilidade celular com PEEK tratado com N_2O_2. Além disso, quando PEEK tratado com plasma N_2/O_2 foi revestido com fosfato de cálcio, houve aumento significativo na viabilidade celular.

iii) Tratamento de plasma CH_4/O_2: [122]

O PEEK foi tratado com plasma com CH_4/O_2 em uma câmara de deposição de plasma de radiofrequência (RF) e uma maior quantidade de energia de superfície foi observada com diminuição no ângulo de contato, o que significa melhor bioatividade.

iv) Tratamento com plasma O_2: [55]

Hastes de PEEK nanopadronizadas foram fabricadas e gravadas com plasma de O_2 para melhorar sua bioatividade, e então foram implantadas em um modelo de coelho com defeito femoral. Houve diminuição no defeito e no ângulo de contato, o que mostra que o PEEK nanopadronizado gravado por plasma de oxigênio exibiu potencial osteoindutividade in vivo.

v) Tratamento com plasma de O_2/Ar ou NH_4: [75]

A superfície de PEEK tratada com plasma de O_2/Ar ou NH_4 demonstrou aumento na adesão, proliferação e diferenciação osteogênica de células-tronco mesenquimais derivadas do tecido adiposo (adMSC), o que significa que esse tratamento pode resultar em aumento na bioatividade.

vi) Técnica ANAB: [64]

É um novo conceito de processamento ultra-superficial de superfícies conhecido como **tecnologia de** feixe **de** átomos **neutros** acelerados (ANAB) que pode modificar a superfície de dispositivos médicos implantáveis a uma profundidade rasa de no máximo 5 nm com menos danos à superfície e com interfaces subsuperficiais superiores. Ele emprega uma conversão de íons de aglomerados de gás energéticos que são compostos de átomos de Ar ligados por van der Waals [produzidos pelo método de feixe de íons de aglomerados de gás (GCIB)] em feixes colimados intensos de átomos de gás Ar neutros não ligados coincidentes **(Figura 15).**

O processamento de superfície ANAB foi empregado em PEEK e demonstrou potencial para aumentar sua bioatividade, resultando na formação óssea e diminuindo significativamente o tempo de osseointegração dos implantes.

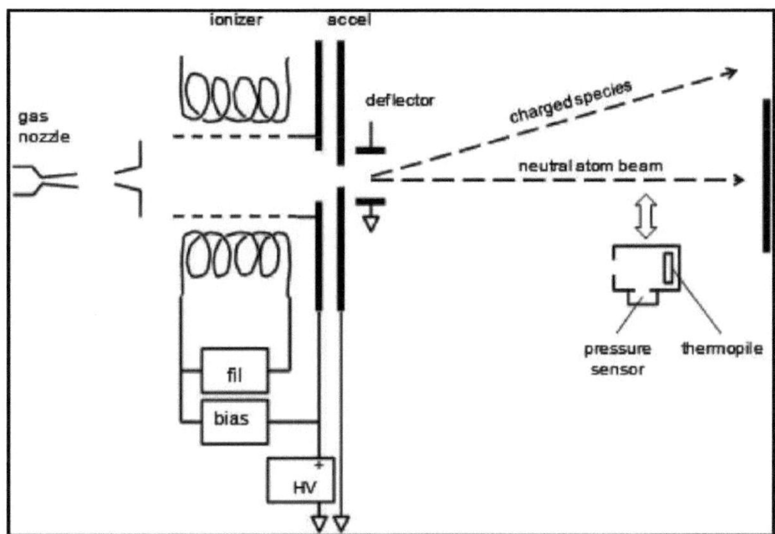

Figura 15. Configuração do feixe de átomos neutros acelerados

Vários estudos mencionados acima mostraram que o tratamento com plasma de PEEK tem o potencial de aumentar a bioatividade, mas eles têm certas desvantagens que os tornam menos favoráveis.

Desvantagem da técnica de pulverização do plasma: [65,123]

- A pulverização de uma camada bioativa pode ser adequada para implantes maiores, mas o revestimento produzido não é adequado para implantes dentários relativamente menores. Isso ocorre porque uma camada de apatita altamente áspera (Ra ~7 mm) e muito espessa é criada com a pulverização de plasma que pode ser delaminada, levando a falhas do implante.
- As altas temperaturas envolvidas no processo podem danificar a estrutura do PEEK devido à sua temperatura de fusão relativamente baixa.
- Há baixa resistência de ligação (2,8 MPa) de revestimentos de HAp pulverizados com plasma em CFR-PEEK devido à evaporação de fibras de carbono da superfície do implante devido às altas temperaturas.

b) Tratamento químico

Isso pode ser feito por dois métodos:

I. Química da superfície molhada

II. Sulfonação

I. Química da superfície molhada: [25,26]

Materiais poliméricos são rotineiramente usados como substratos para o cultivo *in vitro* de células de mamíferos. O comportamento interfacial de proteínas é de grande preocupação no desenvolvimento de novos sistemas de cultura de células em substratos poliméricos sintéticos. Células cultivadas se ligam a substratos sólidos por meio de receptores de superfície celular (integrinas) que interagem com proteínas da matriz extracelular (ECM), por exemplo, fibronectina. Portanto, a pré-adsorção de constituintes da ECM na superfície do substrato geralmente promove a adesão celular. Essa adsorção de proteína não específica depende de vários parâmetros de superfície, incluindo rugosidade, molhabilidade e carga como os fatores mais importantes.

Filmes de polieteretercetona (PEEK) podem ser usados como substratos de polímero para o cultivo in vitro de células de mamíferos, mas infelizmente é um substrato muito pobre que é extremamente relutante em permitir a adsorção de proteínas ou promover a adesão celular. Portanto, o PEEK pode ser quimicamente modificado para criar uma série de PEEKs funcionalizados na superfície. Eles são polímeros hidroxilados (PEEK-OH) obtidos por redução, polímeros carboxilados (PEEK-NCO) preparados pelo acoplamento de um reagente diisocianato ao PEEK-OH, polímeros aminados (PEEK-NH_2) adquiridos pela hidrólise do PEEK-NCO e polímeros amino-carboxilados (PEEK-

GABA e PEEK-Lisina) resultantes do acoplamento de aminoácidos ao PEEK-NCO **(Figura 16 e 17).**

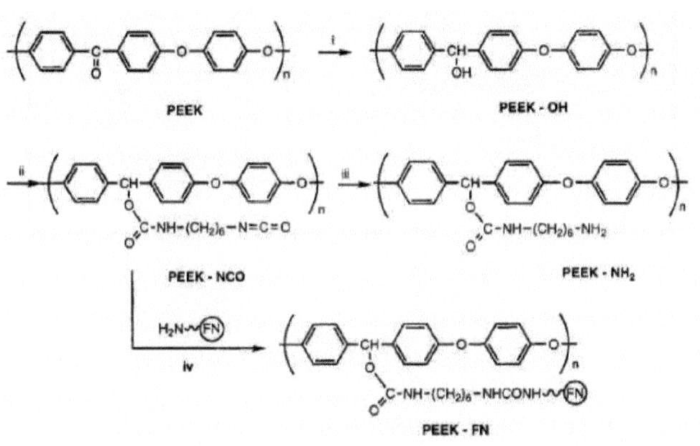

Figura 16. Modificações químicas e bioquímicas da superfície do substrato do filme PEEK

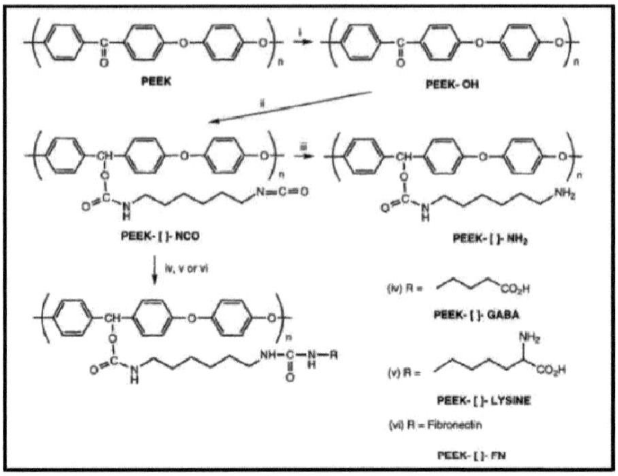

Figura 17. Preparação da superfície química e bioquímica

substratos PEEK modificados

O estudo demonstrou melhor ligação da fibronectina com PEEK quimicamente modificado com química de superfície úmida do que o PEEK não modificado e também promoveu a adesão e o crescimento de

CaCo 2 (linhagem celular derivada de adenocarcinoma de cólon humano) na presença de soro.

II) Sulfonação: [74]

O tratamento de sulfonação produz uma membrana de troca de prótons exibindo excelente condutividade de prótons. A ação de corrosão do ácido sulfúrico concentrado no PEEK durante a sulfonação cria uma rede porosa na amostra de PEEK que promove o crescimento de tecido mole e duro nos materiais e, portanto, cria mais ancoragem biológica para melhorar a estabilidade.

A sulfonação é conduzida mantendo PEEK em ácido sulfúrico agitado supersonicamente (95-98% em peso, Aldrich Chemical Corp) à temperatura ambiente por 5 min para obter uma estrutura porosa uniforme (rotulada como **SPEEK**). As amostras são posteriormente retiradas e imersas em água destilada agitada supersonicamente. Depois, as amostras são enxaguadas repetidamente com água destilada. Algumas das amostras de SPEEK são secas (rotuladas como **SPEEK-W**) e as outras são enxaguadas com acetona, seguidas de limpeza com água destilada e secagem (rotuladas como **SPEEK-WA**). Isso produz uma rede 3D porosa e nanoestruturada com grupos biofuncionais **(Figura 18).**

SPEEK-WA induz mais funções pré-osteoblásticas do que SPEEK-W e PEEK, incluindo adesão celular inicial, proliferação e diferenciação osteogênica in vitro, bem como osseointegração substancialmente melhorada e força de ligação osso-implante in vivo e capacidade de formação de apatita

(Figura 19).

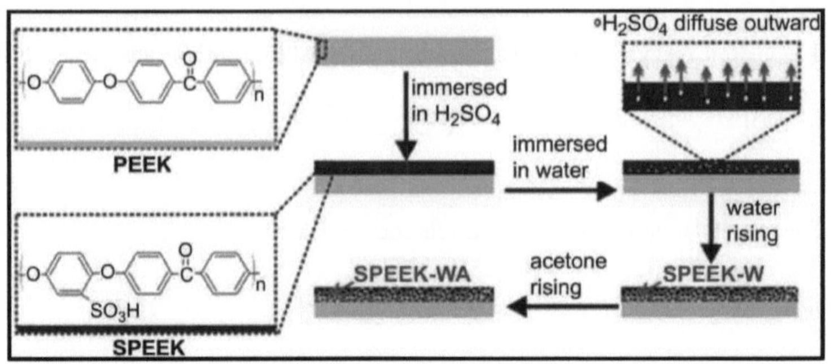

Figura 18. Diagrama esquemático do processo de fabricação nas amostras porosas 3D SPEEK-W e SPEEK-WA

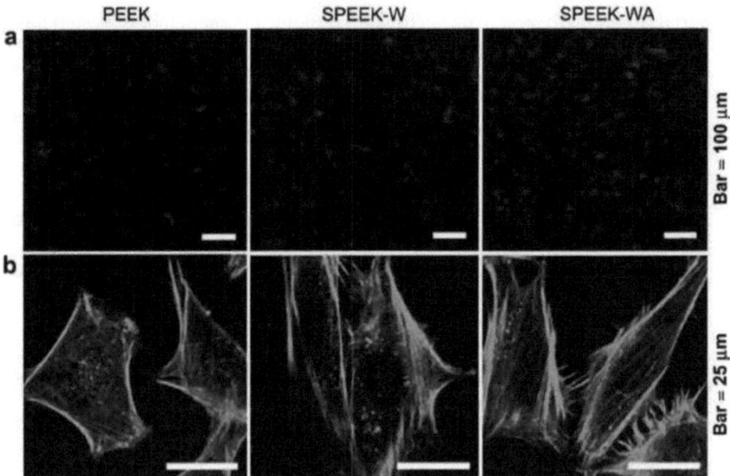

Figura 19. Adesão pré-osteoblastos medida nas amostras após incubação por 4 h. Entre as amostras SPEEK, SPEEKWA mostra maior adesão celular inicial do que SPEEK-W

c) Revestimento de superfície

Vários materiais foram depositados na superfície do PEEK, incluindo hidroxiapatita (HA), titânio (Ti), ouro, dióxido de titânio (TiO_2), carbono tipo diamante (DLC) e terc-butóxidos. A bioatividade do PEEK pode ser bastante aumentada por esses revestimentos de superfície. O material bioativo mais comumente usado como revestimento de PEEK é o HA. O HA (fórmula química $Ca_{10}(PO_4)_6$

(OH) $_2$) é a biocerâmica à base de fosfato de cálcio mais amplamente usada , que é o equivalente sintético puro mais próximo do mineral ósseo humano. Numerosos estudos têm consistentemente mostrado que o HA normalmente exibe excelente biocompatibilidade, bioatividade e osseocondução *in vivo.* [12]

i) Técnica de pulverização a frio: [65]

O PEEK foi revestido usando materiais bioativos como hidroxiapatita de cálcio osseocondutora (HAp) ou titânio por meio de pulverização de plasma. No entanto, a pulverização de plasma pode levar a várias desvantagens que já foram discutidas.

Comparado aos métodos de revestimento acima mencionados, o método de pulverização a frio pode ser realizado a uma temperatura relativamente baixa porque o processo de revestimento utiliza a energia cinética do material queimado. A maioria das partes do substrato não precisa se envolver com o procedimento de ocorrência de calor, com apenas a superfície na qual a camada de revestimento seria formada sendo exposta ao ambiente de revestimento direto. Além disso, materiais cristalinos que foram tratados termicamente com antecedência podem ser usados como fontes de revestimento. Portanto, um pós-tratamento térmico pode ser omitido, e as propriedades iniciais do material podem ser mantidas. A camada revestida produzida pelo método de pulverização a frio adere firmemente ao substrato e tem uma espessura homogênea. Além disso, o método de pulverização a frio é altamente produtivo e bastante inofensivo; é um processo rápido, e muitas amostras podem ser facilmente processadas simultaneamente.

O processo essencial da técnica de pulverização a frio envolve disparar gás comprimido contendo fontes de revestimento no alvo de uma maneira semelhante ao disparo de balas. As fontes de revestimento são aceleradas a uma velocidade supersônica por um jato de ar e colidem com o substrato PEEK. Partículas de revestimento subsequentes colidem continuamente com partículas revestidas anteriores para incorporá-las mais profundamente no substrato PEEK e para construir uma camada de revestimento adesiva. Como a velocidade final V_f é zero, o momento P depende da velocidade inicial V_i e do peso inicial m_i, então a equação de equilíbrio de momento é AP = A(mV) = $m_{,}$ -$V_{,}$- $m_f V_f$ Portanto, a pressão comprimida e a temperatura pré-aquecida do gás transportador podem ser controladas para acelerar a velocidade inicial das partículas de pulverização e otimizar as condições para o revestimento de pulverização a frio.

O estudo demonstrou melhor adesão, viabilidade e diferenciação osteoblástica de células-tronco mesenquimais da medula óssea humana (hBMSCs) em PEEK revestido com HA em comparação com o não revestido e promoveu mais osseointegração do implante de PEEK do que o PEEK não revestido.

ii) Técnica de revestimento por centrifugação: [62]

Os implantes PEKK tratados com esta técnica demonstraram melhor osseointegração do que os não revestidos.

iii) Deposição de aerossol: [71]

A pulverização a frio é um método de revestimento de baixa temperatura, permitindo o revestimento em materiais poliméricos. No entanto, a pulverização a frio é especialmente adequada para revestimentos metálicos e não tem sido aplicável ao revestimento de HA puro. Consequentemente, técnicas de revestimento alternativas baseadas em deposição de baixa temperatura devem ser desenvolvidas para fornecer revestimentos cerâmicos osteocondutores em substratos poliméricos.

A deposição de aerossol (AD) é um tipo de método de revestimento por pulverização de pó que pode fazer camadas de revestimento cerâmico densas e bem aderentes à temperatura ambiente (RT). Ele usa partículas de pó sólido como matéria-prima, e a camada de revestimento é formada pela colisão de partículas altamente energéticas em um substrato. Como a AD é realizada à RT e nenhum tratamento térmico pós-deposição é necessário para maior densificação, o pó inicial e o revestimento resultante têm a mesma composição, portanto, um revestimento com composição precisamente controlada pode ser produzido pela manipulação da composição do pó. Por esse motivo, a AD pode ser muito adequada para depositar um revestimento cerâmico em um substrato sensível à temperatura, como plástico, sem degradação térmica do substrato.

O revestimento de hidroxiapatita de PEEK com esta técnica demonstrou melhora na morfologia de adesão celular, proliferação celular, diferenciação e relação de contato osso-implante, o que significa melhor bioatividade.

iv) Pulverização catódica por magnetron de radiofrequência (RF): [66]

A pulverização catódica por magnetron de radiofrequência é um método de deposição física de vapor conduzido à temperatura ambiente. Infelizmente, os revestimentos de CaP depositados por esse método são normalmente amorfos, o que faz com que sejam rapidamente dissolvidos uma vez no corpo. Para resolver esse problema, o método de tratamento térmico foi usado para formar um revestimento de HA cristalino que exibe melhor estabilidade, como recozimento por micro-ondas e recozimento hidrotérmico. Com o propósito de fornecer algum efeito de proteção térmica ao PEEK, os substratos foram primeiro revestidos com zircônia estabilizada com ítria (YSZ, 7% Y_2O_3 / 93% ZrO_2) como uma camada intermediária antes da deposição da camada de HA bioativa. YSZ é um revestimento de barreira térmica comprovado que é bioinerte e forma uma estrutura cristalina quando pulverizado.

O aquecimento por micro-ondas é o resultado da absorção de energia de micro-ondas por um material exposto ao campo eletromagnético distribuído dentro de uma cavidade reflexiva. O aquecimento por micro-ondas tem várias vantagens sobre o recozimento convencional, incluindo aquecimento uniforme dentro de materiais homogêneos, maior taxa de aquecimento e aquecimento seletivo de materiais. A capacidade de aquecer seletivamente materiais por radiação de micro-ondas é devido à capacidade de absorção de micro-ondas de diferentes materiais. Com base em um "fator de dissipação" (razão de perda dielétrica para constante dielétrica), um material é classificado como transparente, opaco ou absorvente com relação à sua interação com micro-ondas. Materiais transparentes permitem que micro-ondas passem com pouca ou nenhuma atenuação; materiais opacos refletem micro-ondas sem absorver; e materiais absorventes (dielétricos) absorvem e são facilmente aquecidos por micro-ondas. Com base nas características de absorção eletromagnética dos materiais de revestimento e substrato usados nesta pesquisa (HA é dielétrico, YSZ é opaco e PEEK é transparente), o aquecimento por micro-ondas é uma excelente escolha para aquecimento seletivo do revestimento de HA para causar cristalização. Micro-ondas podem aquecer a camada de revestimento de HA sem causar um aumento significativo na temperatura no PEEK e no YSZ.

O recozimento hidrotérmico é um processo pelo qual os materiais são expostos a temperaturas elevadas e pressão de vapor de água por meio de um vapor saturado que reduz a energia de ativação e causa a cristalização do HA. Propõe-se que isso resulte da reposição de grupos OH ausentes com moléculas H_2O circundantes; filmes finos de HA produzidos por processos de alta temperatura ou processos de alto vácuo tendem a ser deficientes em hidroxila, prejudicando sua capacidade de formar HA cristalino.

Foi feito um estudo para melhorar a bioatividade do PEEK depositando HA usando RF Magnetron Sputtering e os testes de cultura de células mostraram um aumento significativo na adesão e crescimento inicial das células nos revestimentos recozidos por micro-ondas, em comparação com PEEK não revestido e superfícies de HA amorfas **(Figura 20).**

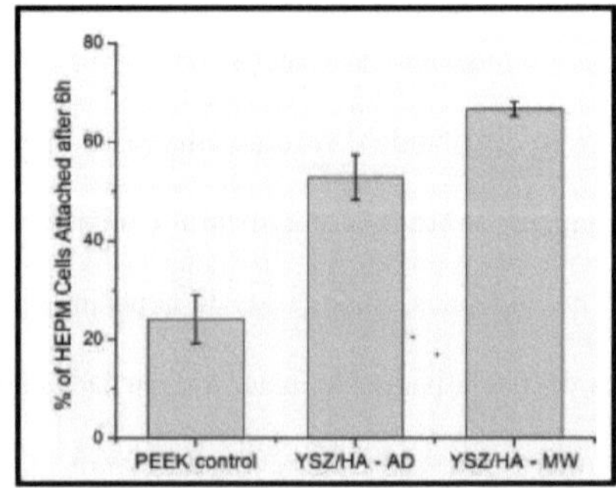

Figura 20. Fixação inicial de células osteoblásticas na superfície de controle de PEEK, superfície de revestimento de HA amorfa depositada (YSZ/HA - AD) e superfície de revestimento de HA

cristalina recozida por micro-ondas (YSZ/HA - MW)

v) Técnica de Implantação e Deposição de Íons por Imersão em Plasma (PIII & D): [48]

O polímero PEEK fornece muitas vantagens significativas, como excelentes propriedades mecânicas e não toxicidade, ele sofre de elasticidade e biocompatibilidade insuficientes. Como o módulo elástico do carbono tipo diamante (DLC) é mais próximo do osso cortical do que o PEEK e também é biocompatível tanto in vitro quanto in vivo com propriedades tribológicas favoráveis, portanto, a combinação DLC/PEEK aumenta a estabilidade e as propriedades de superfície do PEEK.

Foi feito um estudo no qual PEEK foi revestido com carbono tipo diamante (DLC) por implantação e deposição de íons por imersão em plasma (PIII&D). Ele mostrou melhor fixação, proliferação e diferenciação de osteoblastos em DLC/PEEK do que PEEK.

vi) de Deposição de Plasma Iônico (IPD): [39]

O titânio (Ti) é o material de implante mais amplamente utilizado para aplicações odontológicas e ortopédicas de suporte de carga devido às suas excelentes propriedades mecânicas e biológicas. Portanto, o Ti é um candidato apropriado como material de revestimento para PEEK.

O IPD permite o controle preciso das propriedades do material durante os procedimentos de revestimento. Ele cria uma nanoestrutura projetada na superfície (com características geralmente abaixo de 100 nm usando primeiro um vácuo para remover todos os contaminantes. Altas energias cinéticas (em torno de 200 eV) então guiam íons metálicos carregados ou plasma para a superfície do dispositivo médico. O processo é executado em temperatura ambiente e pode ser super-resfriado quando necessário, permitindo que uma ampla gama de materiais (ou seja, Ag, Au, Ti, etc.) sejam revestidos em uma ampla gama de materiais subjacentes (por exemplo, metais, polímeros e cerâmicas). O processo IPD tem sido usado para criar revestimentos de prata/óxido de prata em dispositivos médicos para prevenir infecções (Halford 2006). Além da prata, o IPD também foi útil para criar revestimentos bioativos versáteis em implantes.

Estudo mostrou aumento na fixação de osteoblastos em materiais PEEK com revestimentos nanoestruturados de ouro ou titânio em comparação aos não revestidos usando esta técnica.

vii) Processo de pulverização de plasma a vácuo (VPS): [24]

Substratos de polieteretercetona reforçados com fibra de carbono (CF-PEEK) foram revestidos com titânio por pulverização de plasma a vácuo e tratados quimicamente em solução de hidróxido de sódio (NaOH) 10 M. Isso leva à formação de uma camada bioativa de fosfato de cálcio no PEEK.

viii) Técnica de deposição de plasma e vapor (PVD): [21]

O titânio depositado na superfície do implante PEEK usando esta técnica levou a um melhor contato ósseo do que o implante PEEK não revestido.

ix) Técnica de revestimento de íons de arco (AIP): [49,59,73]

A hidroxiapatita (HAp) é conhecida por exibir excelente osteocondutividade. A nucleação de HAp é conhecida por ser uma reação espontânea com sua dinâmica de crescimento muito influenciada pelas propriedades de superfície de diferentes materiais. Os grupos funcionais presentes na superfície do material, como o grupo hidroxila (-OH-) e o grupo carboxila (-COOH-) com carga negativa, podem induzir o efeito catalítico e acelerar a nucleação de HA.

dióxido de titânio (TiO_2) demonstrou ter boa atividade antimicrobiana, biocompatibilidade, bioatividade, hidrofilicidade e resistência à corrosão. O dióxido de titânio (TiO_2) é capaz de formar imediatamente grupos hidroxila em sua superfície. Em condições úmidas, a superfície do dióxido de titânio (TiO_2) gera grupos hidroxila ($—OH^-$). Em conjunto com íons de cálcio (Ca^{2+}) e grupos fosfato (PO_4^{3-}), compostos de apatita semelhantes a osso podem inicialmente ser cultivados sobre a superfície de TiO_2 para ativar a adesão e o crescimento de células ósseas e, portanto, foi relatado que o TiO_2 possui excelente biocompatibilidade, sendo classificado como um material bioativo. Atualmente, vários relatórios também indicaram que a incorporação de TiO_2 em fluido corporal simulado (SBF) promove a deposição de materiais de apatita. Além disso, testes de biocompatibilidade mostraram que o TiO_2 promove a adesão e a proliferação de osteoblastos.

Existem dois tipos de fase cristalina de TiO_2 presentes - fase anatase (A-TiO_2) e/ou fase rutilo (R-TiO_2). Uma técnica de revestimento por íons de arco (AIP) deposita filmes finos altamente aderidos de dióxido de titânio rico em rutilo (R-TiO_2) e dióxido de titânio rico em anatase (A-TiO_2) em proporções controláveis em substratos PEEK para induzir o crescimento da camada HAp em fluido corporal simulado (SBF) em baixa temperatura [<170 °C, menor que o ponto de fusão de 334 °C da polieteretercetona (PEEK)], evitando assim danos ao substrato PEEK **(Figura 21).**

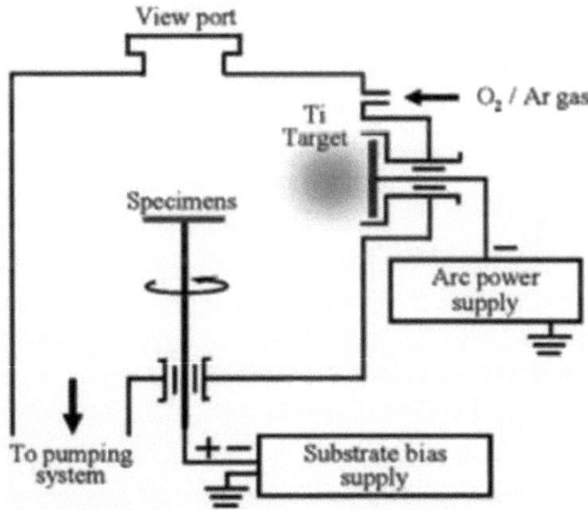

Figura 21. Esquema do sistema AIP para filme fino de TiO_2

Os substratos PEEK são primeiro limpos em um banho ultrassônico antes da deposição de TiO_2. O trabalho de deposição costuma ser realizado em um sistema AIP típico e envolve **três etapas, ou seja, bombardeio de íons argônio, deposição da camada inferior de titânio e deposição do**

revestimento de TiO_2. O bombardeio de íons argônio é realizado para limpar e pré-aquecer levemente o substrato, enquanto o estágio de deposição da camada inferior de titânio é usado para produzir uma camada intermediária de titânio metálico para melhorar a adesão do filme de TiO_2. No processo de deposição de TiO_2, a corrente alvo, a tensão de polarização do substrato e o tempo de deposição são ajustados para obter A-$TiO_{2\,cristalino}$ e R-TiO_2, respectivamente.

Um estudo mostrou melhor compatibilidade osteoblástica de PEEK revestido com TiO_2 do que de PEEK puro e R- TiO_2/PEEK.

x) Processo de deposição de feixe de elétrons (e^- beam): 44

O método de deposição de feixe de elétrons é uma técnica de revestimento versátil que produz um filme denso e uniforme em qualquer substrato a uma temperatura baixa. Os implantes de PEEK revestidos com Ti usando essa técnica mostraram aumento no número de células MC3T3-E1 e uma proporção de contato osso-implante (BIC) muito maior do que os implantes de PEEK puros, indicando bioatividade melhorada **(Figura 22).**

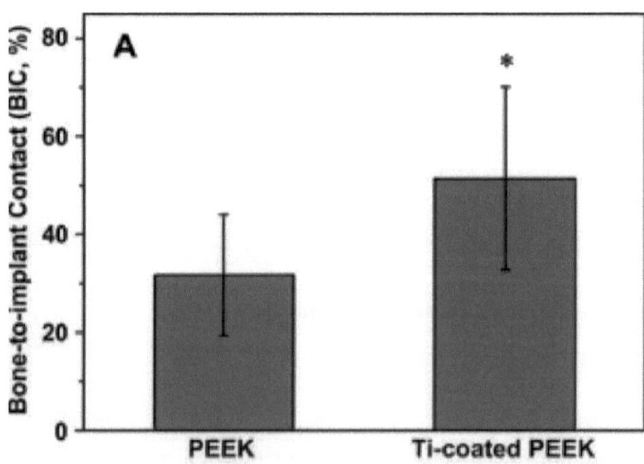

Figura 22. Razão de contato osso-implante (BIC)

B) Preparação do Composto

Algumas cerâmicas, como hidroxiapatita (HA), fosfato tricálcico (TCP), silicato de cálcio (CS), biovidro, AW vitrocerâmico, são chamadas de materiais bioativos devido à sua capacidade de se ligar espontaneamente ao osso vivo, e esses materiais já são usados como substitutos ósseos com importantes aplicações clínicas. Infelizmente, esses materiais bioativos exibem menor tenacidade à fratura e maior módulo de elasticidade em comparação com o osso cortical humano. Embora o PEEK possa fornecer propriedades mecânicas favoráveis, sua inércia nativa impede uma boa ligação com os tecidos ósseos circundantes. Assim, impregnar materiais bioativos em PEEK tornou-se uma estratégia atraente para melhorar a bioatividade do PEEK, mantendo suas propriedades mecânicas. Os compósitos de PEEK foram classificados em dois tipos pelo tamanho dos materiais bioativos impregnantes:

1. **Compósitos PEEK convencionais (>100 nm) e**
2. **Compósitos PEEK nanodimensionados (<100 nm)**

1. Compósitos PEEK convencionais:

Com boa biocompatibilidade, bioatividade e osteocondução, o HA não é usado apenas como material de revestimento comum para PEEK, mas também como material de enchimento comum para preparar compósitos de PEEK. Vários estudos investigaram as propriedades mecânicas do compósito de PEEK incorporado ao HA (HA/PEEK). Além do HA, outros materiais bioativos também foram usados para fazer compósitos de PEEK bioativos, incluindo hidroxiapatita contendo estrôncio (Sr-HA), silicato de cálcio, fibras de vidro, biovidro e P-fosfato tricálcico (P-TCP). Os compósitos de PEEK convencionais relatados que estão relacionados à bioatividade dos compósitos são mostrados na **Tabela 5:**

Tabela 5. Os compósitos PEEK relatados que estão relacionados com a bioatividade dos compósitos

ESPIADA Compósitos	**Enchimentos (nome, tamanho, forma)**	**Processamento Técnicas**	**Resultados de pesquisas relacionaram a bioatividade dos compósitos**	**Referências**
HA/ESPIADA	Convencional Partículas de HA	Composição de fusão, granulação e moldagem por injeção	Não relatado	29,30,31,33
HA/ESPIADA	Convencional Partículas de HA	Processamento de pó e moldagem por compressão	Não relatado	38
HA/ESPIADA	Convencional Partículas de HA	Seletivo laser sinterização	Testes celulares: com crescimento de osteoblastos melhorado em comparação com TMX e PVC; maiores teores de HA com proliferação celular e diferenciação osteogênica aprimoradas.	43
HA/ESPIADA	Convencional	*No local*	*In vivo:* o novo osso	52,53

	Partículas de HA	sintético processo	os tecidos que circundam o compósito crescem mais rápido com um maior teor de	
HA/ESPIADA	Convencional Partículas de HA	Mistura, compactação e sinterização sem pressão	Teste de imersão SBF: o compósito de 40 vol %-HA foi coberto por uma camada de apatita após 3 dias; a taxa de crescimento aumentou com a fração de volume de HA.	35
Poroso HA/ESPIADA	Convencional Partículas de HA	Técnica de lixiviação de partículas	*In vivo:* formação de tecido fibrovascular dentro dos poros em 6 semanas e osso maduro em 16 semanas.	31
Poroso HA/ESPIADA	Convencional Partículas de HA	Seletivo laser sinterização	Teste de imersão em SBF e testes celulares: com precipitação de camadas de apatita; com adesão e crescimento celular positivos em comparação ao controle	32,34
Sr-HA/ ESPIADA	Convencional Poderes Sr-HA	Mistura, compressão e moldagem	Teste de imersão SBF e testes de células: com capacidade de formação de apatita e mineralização melhoradas em comparação com HA/PEEK	44

			PEEK puro.	
CS/PEEK	Convencional Poderes CS	Mistura e compactação	Teste de imersão SBF: exceto o PEEK puro, todos os compósitos contendo CS promoveram a formação de apatita.	45
Vidro/PEEK	Convencional Picado Fibras de vidro E	Não Aplicável	Testes celulares: com melhor proliferação celular, atividade de ALP e produção de OC em comparação ao poliestireno.	22
em- TCP/PEEK	Convencional poderes do в-TCP	Injeção e moldagem	Testes celulares: com proliferação celular inibida, mas sem diminuição dependente da concentração.	37

2. Compósitos PEEK de tamanho nanométrico:

O compósito HA/PEEK convencional pode não suportar carga crítica de longo prazo devido à descolagem entre o enchimento HA e a matriz PEEK devido ao impacto negativo nas propriedades mecânicas do PEEK. Isso pode ser superado usando partículas nanométricas em vez de partículas maiores. Implantes feitos de nanocompósitos PEEK têm uma série de vantagens, como maior bioatividade e melhores propriedades mecânicas. A incorporação de nanopartículas como as de hidroxifluorapatita foi sugerida para conferir propriedades antimicrobianas contra *Streptococcus mutans,* um patógeno oral comum, além de melhorar a osseointegração in vivo. Além disso, estudos em animais demonstraram que os implantes nano-TiO_2/PEEK têm uma bioatividade maior em comparação ao PEEK puro. Os tecidos duros dentais são anisotrópicos por natureza e suas propriedades mecânicas variam de um ponto a outro no mesmo tecido. Os nanocompósitos PEEK podem permitir que os pesquisadores sintetizem biomateriais com combinações variáveis de propriedades mecânicas necessárias para qualquer aplicação específica. Por exemplo, além de serem usados como implantes, esses nanocompósitos bioativos podem ser usados como restaurações indiretas intracoronárias ou extracoronárias. Essas restaurações podem ter uma vantagem adicional de serem antibacterianas. Portanto , desenvolver compósitos de PEEK reforçados com materiais bioativos de tamanho nano é uma estratégia promissora para obter benefícios mecânicos e biológicos. Os compósitos de PEEK de tamanho nano relatados que estão relacionados à bioatividade dos compósitos são mostrados na **Tabela 6:**

Tabela 6. Os compósitos PEEK relatados que estão relacionados com a bioatividade dos compósitos				
ESPIADA Compósitos	**Preenchimentos (nome, tamanho,**	**Processamento Técnicas**	**Resultados de pesquisas relacionaram a bioatividade dos compósitos**	**Referências**
Carbono preto/p-TCP/PEEK	Potências de negro de carbono de tamanho nanométrico, convencionais	Sinterização a laser	Testes de células: sem melhora da proliferação celular em comparação ao PEEK e carbono puro preto/PEEK.	40,41
Carbono negro/ biovidro/PEEK	Potências de carbono negro de tamanho nanométrico, potências de biovidro	Sinterização a laser	Testes celulares: com melhora da proliferação celular em comparação com PEEK, negro de fumo/PEEK e negro de fumo/p-TCP/PEEK.	41
HA/ESPIADA	Tamanho nanométrico Partículas de HA	Moldagem por injeção e composição	Não relatado	48
HA/ESPIADA	Tamanho nanométrico Partículas de HA	*No local* sintético processo	Não relatado	57
HA/ESPIADA	Tamanho nanométrico Hastes HA	Processamento de pó	Testes de células: com capacidade de	58

		e sinterização	adesão e proliferação comparado ao PEEK puro.	
TO_2/REK	Tamanho nanométrico TIO_2 partículas	Mistura de compressão e moldagem	Testes de células: com melhor adesão e disseminação de células comparado com PEEK puro; *In vivo:* com regeneração óssea melhorada ao redor dos implantes	54

7.2. PEEK COMO COMPONENTES DO IMPLANTE

A) PEEK COMO PILAR DE IMPLANTE [124]

Os pilares de implantes foram feitos de titânio, ouro, alumina, zircônia e materiais de vidro. Embora os pilares de titânio sejam de longe os mais usados e apresentem excelentes taxas de sucesso, sua cor acinzentada e a possibilidade de corrosão e degradação os tornam menos atraentes ao substituir dentes no domínio visível ou onde há suporte ósseo ou de tecido mole limitado na vizinhança da plataforma de fixação. Os pilares de ouro oferecem melhores propriedades físicas e melhor capacidade de ligação diretamente à porcelana para produzir pilares UCLA quando comparados ao titânio fundido. No entanto, os pilares de ouro têm má fixação ao colar de tecido mole ao redor da plataforma do implante e são caros.

Os pilares de alumina eram usados principalmente na zona anterior e para substituição de dentes individuais, e estavam associados a altas taxas de sucesso, mas com a introdução da zircônia densamente sinterizada, a maioria das empresas de implantes dentários deixou de fabricar pilares de alumina, pois eram duas vezes menores que a resistência à fratura da zircônia. Os pilares de zircônia também são preferidos devido à sua cor e maiores pontuações estéticas rosa (PES) do tecido peri-implantar quando comparados ao titânio. Os pilares de zircônia estabilizada com ítria (YTZ) se beneficiam de maior tenacidade à fratura e resistência à flexão. Os pilares feitos de zircônia podem ser transformados em pilares de uma peça com um parafuso de titânio ou em um pilar de zircônia de duas peças colado a uma base de titânio; no entanto, o YTZ sofre de degradação em baixa temperatura e fadiga cíclica que podem afetar seu desempenho clínico a longo prazo. Além disso, a topografia da superfície dos pilares de zircônia é menos adequada para resistir ao acúmulo de placa quando comparada aos pilares de titânio e também parece não influenciar a estabilidade do tecido peri-implantar.

Polímeros de alto impacto (PEEK) foram introduzidos como pilares dentários ou materiais de estrutura para suportar coroas simples até reconstruções de arco completo. Com rigidez duas vezes maior que a do dissilicato de lítio e similar ao osso cortical, esse material pode aliviar o estresse excessivo direcionado aos implantes e fornecer menor proteção contra estresse.

Um estudo clínico prospectivo descobriu que os pilares de cicatrização de PEEK foram associados a respostas semelhantes de tecidos moles e duros quando comparados aos pilares de cicatrização de titânio. 5 [1.100] Um estudo de laboratório investigou as propriedades mecânicas e biológicas desta família de materiais e confirmou sua adequação para serem usados como pilares de implantes dentários. [60] Em outro estudo de laboratório, a formação de biofilme em diferentes materiais de pilares de implantes, como titânio, zircônia e polieteretercetona (PEEK); polimetilmetacrilato (PMMA) foram investigados e descobriu-se que a formação de biofilme na superfície do PEEK é igual ou menor do que na superfície de materiais de pilares aplicados convencionalmente, como zircônia e titânio. [93]

Um relatório clínico mostrou boa estabilidade óssea e tecido mole ao redor do implante dentário, sem qualquer complicação do pilar PEEK após o período de acompanhamento de dois anos **(Figura 23).**

Esses relatórios indicam que o pilar PEEK pode ser uma opção de tratamento viável para substituir o pilar metálico e, portanto, suas complicações, mas estudos clínicos de longo prazo ainda serão necessários para usá-lo efetivamente na prática clínica.

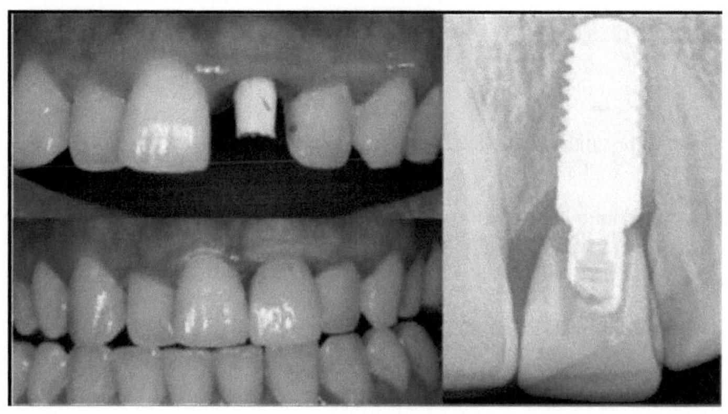

Figura 23. Substituição de um único dente usando um pilar Bio-HPP feito sob medida e coroa de dissilicato de lítio [124]

B) PEEK COMO PARAFUSO DE PILAR DE IMPLANTE [102]

O polímero de alto desempenho PEEK (poliéter-éter-cetona) está sendo cada vez mais usado no campo da odontologia. Em casos de reconstruções de PEEK suportadas por implantes e retidas por parafusos, um parafuso de pilar feito de PEEK pode ser vantajoso em relação a um parafuso de metal convencional devido à sua elasticidade semelhante. De acordo com a Juvora (Juvora Ldt., Thornton Cleveleys, Lancashire, Reino Unido), fabricante de PEEK, o parafuso de pilar deve ser apertado com um torque de 15 Ncm ao fixar próteses com base de PEEK puro por conexões de parafusos diretas. Os parafusos de pilar convencionais são feitos de uma liga Ti6Al4V com alta rigidez (módulo de Young: 120 GPa) que, ao ser apertado com força com um torque de mais de 15 Ncm, leva à deformação plástica da mesoestrutura de PEEK. Além disso, deformações como essas podem ser amplificadas por forças mastigatórias funcionais. Então, ao substituir o parafuso de pilar convencional por parafusos feitos de PEEK, não só estaremos igualando as propriedades elásticas, mas também removendo o componente metálico que é de considerável pertinência com relação ao desenvolvimento de sistemas de implantes baseados em PEEK sem metal. Além disso, tal parafuso não pode sofrer corrosão, um processo que pode afetar parafusos de titânio sob certas circunstâncias, o que resulta em um risco aumentado de fratura do parafuso. Com base na menor dureza do PEEK em comparação ao titânio ou ligas de titânio, pode-se presumir que o risco de abrasão do material da rosca interna de um implante convencional é reduzido. Além disso, no caso de falha do parafuso de pilar, o fragmento restante no implante seria mais fácil de remover.

Um estudo mostrou que o PEEK reforçado com >50% de fibras de carbono contínuas deve ser o material de escolha para pilares de PEEK, pois demonstrou melhor resistência à tração do que o parafuso de pilar de titânio, PEEK contendo 20% de pó de TiO_2 e 15% e 40% de PEEK reforçado com fibras de carbono **(Figura 24).**

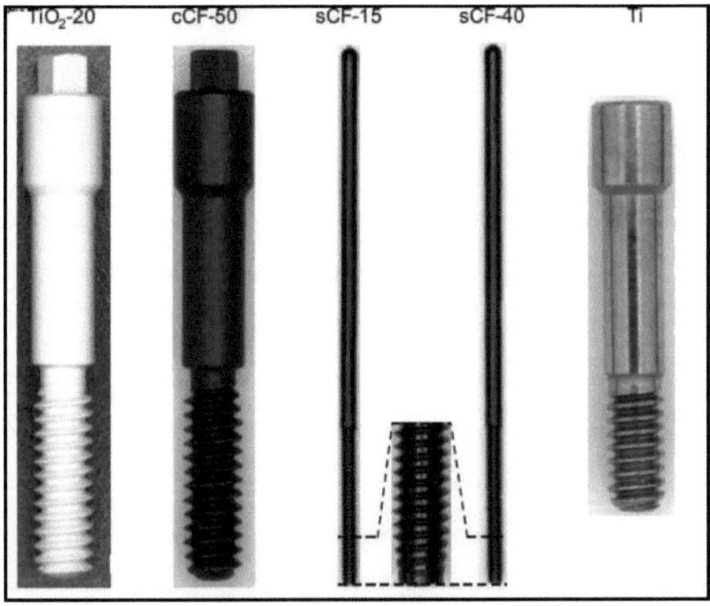

Figura 24. Cinco parafusos de pilar de implante diferentes

PEEK COMO ESTRUTURA DE IMPLANTE [139]

As diferentes opções disponíveis para fabricar a estrutura do implante são metalocerâmica ou toda cerâmica, como zircônia.

A restauração metalocerâmica apresenta um alto módulo de elasticidade (240 GPa para liga Co-Cr) que leva a fraturas da porcelana e afrouxamento do parafuso. Outra complicação técnica é o empenamento da estrutura metálica durante a queima da porcelana de revestimento, produzindo imprecisão de ajuste e a necessidade de procedimentos de soldagem pós-aplicação da cerâmica.

As estruturas de zircônia apresentam biocompatibilidade, baixa adesão bacteriana à superfície, alta resistência à flexão e boas propriedades mecânicas. Uma grande desvantagem das estruturas de zircônia é seu alto módulo elástico (210 GPa), que pode aumentar o estresse na restauração do implante, a incapacidade de cortar e reconectar em caso de desajuste, onde a estrutura terá que ser repetida. Além disso, o revestimento cerâmico leva a lascas frequentes.

Uma estrutura com um módulo de elasticidade menor do que o de metal ou zircônia pode amortecer as forças oclusais e ter um efeito benéfico especialmente quando usada para restaurações de implantes onde a propriocepção é reduzida pela ausência de ligamentos periodontais. Além disso, um material de revestimento (se necessário) com módulo de elasticidade menor pode reduzir ainda mais as forças oclusais.

Em um relatório clínico apresentado por Zoidis et al, um período de acompanhamento de dois anos não mostrou nenhum sinal de afrouxamento do parafuso, lascamento do material de revestimento, desgaste ou manchas de um material de estrutura de implante de polieteretercetona (PEEK) modificado revestido com poli(metacrilato de metila) (PMMA) de alto impacto pré-fabricado no implante maxilar all on 4 **(Figura 25).**

Portanto, o PEEK pode ser usado como um material alternativo para a fabricação de uma restauração fixa suportada por implantes de arco maxilar completo, porém mais pesquisas clínicas são necessárias neste campo.

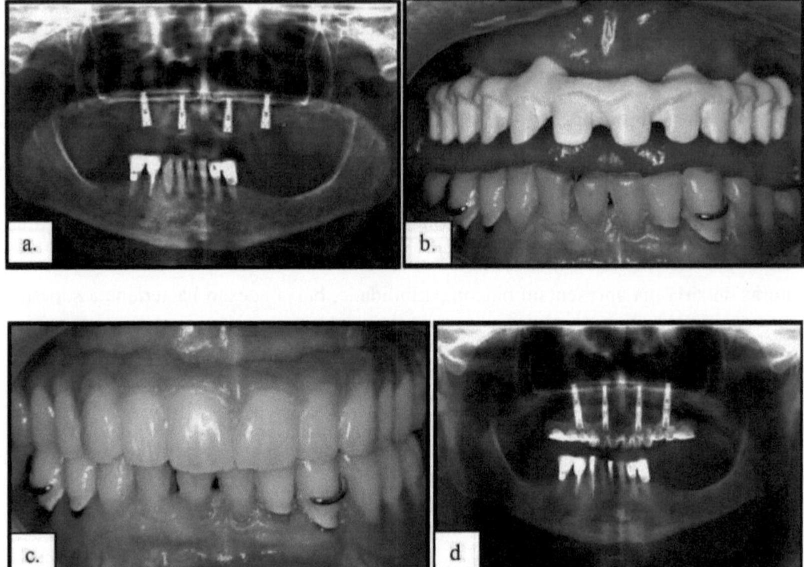

Figura 25.a) Radiografia panorâmica demonstrando 4 implantes para suportar prótese definitiva, b) Avaliação intraoral da estrutura de polieteretercetona, c) Prótese fixa de arco completo definitiva all-on-4 aparafusada e suportada por implante, e d) Radiografia após 2 anos de serviço clínico. [139]

PEEK COMO MATERIAL DE PRÓTESE MÓVEL [90]

Próteses dentárias removíveis tradicionais (PDR) com estruturas e grampos de cromo-cobalto têm sido uma opção de tratamento barata e previsível para a reabilitação de pacientes parcialmente desdentados. A exibição esteticamente inaceitável de grampos de metal, o alto módulo de elasticidade (249 GPa), [44] o aumento do peso da prótese, o potencial para gosto metálico e reações alérgicas a metais levaram à introdução de uma série de materiais termoplásticos na prática clínica, como nylon e resinas acetal. Os nylons fornecem estética melhorada e redução de forças rotacionais nos dentes pilares devido ao seu baixo módulo de elasticidade. A principal desvantagem do PDR de nylon é a incapacidade de um procedimento de reembasamento e a falta de apoios oclusais, bem como estruturas rígidas que podem levar à instabilidade oclusal e afundamento, especialmente em casos de classe I e II de Kennedy. Por outro lado, as resinas acetal apresentam resistência mecânica adequada para formar uma estrutura mais rígida do que o nylon com grampos retentivos, conectores e elementos de suporte; entretanto, o material de resina acetal carece de translucidez e vitalidade naturais.

Uma restauração alternativa, ou seja, material modificado (poliéter-éter-cetona [PEEK]) contendo 20% de enchimentos cerâmicos é um polímero de alto desempenho (BioHPP; Bredent GmbH, Senden, Alemanha), que mostrou bons resultados clínicos devido à alta biocompatibilidade, boas propriedades mecânicas, alta resistência à temperatura e estabilidade química. Devido a um módulo de elasticidade de 4 GPa, é tão elástico quanto o osso e reduz as tensões transferidas para os dentes pilares. Além disso, a cor branca das estruturas BioHPP fornece uma abordagem estética diferente da exibição de estruturas metálicas convencionais **(Figura 25).**

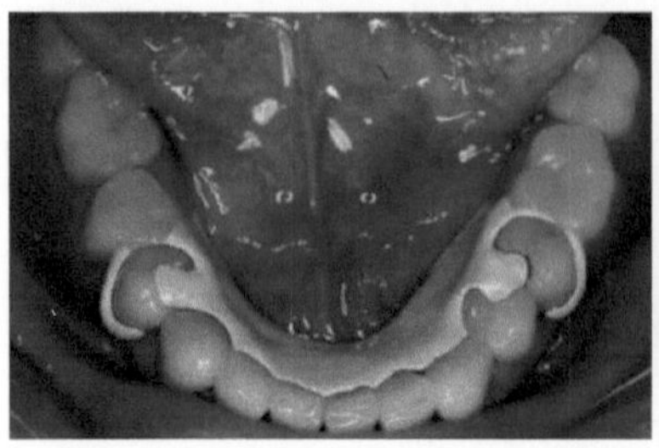 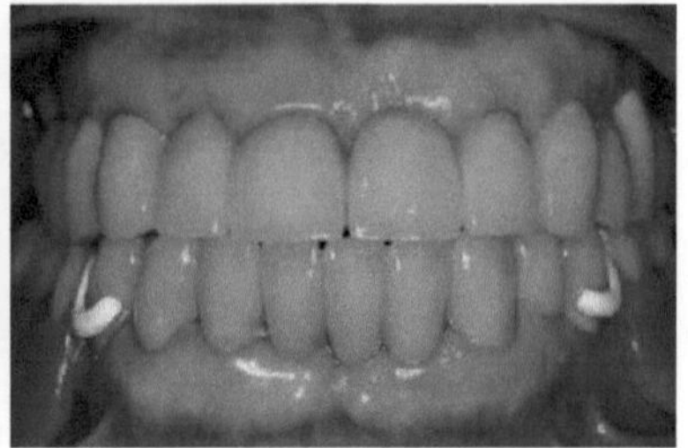

Figure 25. BioHPP framework[90]

Devido à viscoelasticidade das cristas edêntulas, as RDPs de extensão distal exibem uma rotação maior em torno dos apoios de suporte sob carga oclusal. Isso pode levar à criação de torque distal nos dentes pilares. O uso de BioHPP para a construção da estrutura de uma RDP classe I Kennedy pode ser benéfico para a saúde periodontal dos dentes pilares. A elasticidade desse material pode reduzir o torque distal e o estresse nos dentes pilares.

A força de retenção dos fechos BioHPP pode ser uma questão de preocupação. De acordo com Tannous et al, os fechos PEEK oferecem uma força de retenção menor do que os fechos de metal e um fecho PEEK adequadamente projetado com um rebaixo de 0,5 mm manteve a retenção em mais de 15.000 junções e

separando ciclos.[44]

Os grampos BioHPP são mais suaves para o esmalte e os materiais restauradores de porcelana do que os grampos Cr-Co convencionais. O fenômeno de escoriação de porcelana causado pelos grampos Cr-Co durante a inserção de RDP está ausente ao usar grampos BioHPP, devido às propriedades elásticas do material. Além disso, grampos feitos de BioHPP resultam em periodonto saudável, especialmente em casos de proximidade de tecido, devido às propriedades de baixa afinidade de placa do material.

Devido à sua insolubilidade em água e baixa reatividade com outros materiais, o BioHPP pode ser adequado para pacientes alérgicos a Cr-Co, ou sensíveis ao gosto metálico de estruturas convencionais de Cr-Co. Outra vantagem importante desse tipo de restauração é que ela pode ser facilmente revestida novamente se ocorrer reabsorção, já que a resina acrílica convencional de cura por calor é usada como material de base para dentadura.

O peso de uma prótese removível pode afetar a satisfação do paciente. O BioHPP tem um baixo peso específico que permite a fabricação de próteses mais leves, proporcionando alta satisfação e conforto ao paciente durante a função. O BioHPP pode ser polido até uma rugosidade de 0,018 pm Ra seguindo um protocolo de polimento rigoroso.

O BioHPP pode ser considerado como um material de estrutura RDP alternativo para pacientes com sensibilidade ao paladar ou alergias a estruturas Cr-Co convencionais. No entanto, mais evidências clínicas de longo prazo são necessárias para consolidar os dados científicos.

9.1. PEEK COMO PRÓTESE REMOVÍVEL DE COROA DUPLA [140]

Coroa dupla também é chamada de coroa telescópica ou coroa secundária e, de acordo com o Glossário de Termos de Prótese (GPT 9), uma coroa telescópica é uma coroa artificial (estrutura) construída para se ajustar sobre uma capa, outra coroa, um conector de barra ou qualquer outro suporte rígido adequado para a prótese dentária.

A coroa primária é cimentada no dente, enquanto a coroa secundária é integrada na prótese dentária, permitindo que os pacientes removam suas próteses dentárias. As cargas de retenção, criadas pela adesão e cunha, entre as coroas primária e secundária permitem uma ligação temporária na boca do paciente.

Essas coroas duplas são eficazes para reter próteses parciais removíveis devido ao fato de que transmitem mais efetivamente as forças oclusais ao longo da direção do eixo longo dos pilares. Além disso, elas fornecem orientação, suporte e proteção contra movimentos que podem desalojar as próteses parciais removíveis.

O PEEK tem um módulo elástico semelhante ao dos tecidos ósseos naturais, portanto, pode fornecer um efeito de amortecimento que pode ser favorável para manter a saúde dos dentes e implantes, particularmente para extensões distais. O PEEK para RDPs já foi examinado em combinação com grampos e mostrou valores de retenção suficientes para aplicações clínicas. [44,90] Também as simulações mastigatórias com próteses dentárias fixas indicaram que as estruturas de PEEK são capazes de suportar forças mastigatórias. [88] Estudos sugeriram que coroas secundárias telescópicas fabricadas de PEEK podem fornecer valores de retenção clinicamente suficientes para próteses removíveis retidas por coroa dupla. [19,108] A outra vantagem do uso de PEEK como coroa dupla é a biocompatibilidade e o baixo peso.

Em um relatório clínico apresentado por Hanhel et al em 2017, o PEEK foi usado como uma estrutura para prótese removível de coroa secundária maxilar e três meses de acompanhamento clínico não mostraram nenhuma complicação **(Figura 26).**

Entretanto, devido à falta de mais estudos clínicos, as restaurações retidas de coroa dupla com estrutura de PEEK devem atualmente ser consideradas restaurações provisórias.

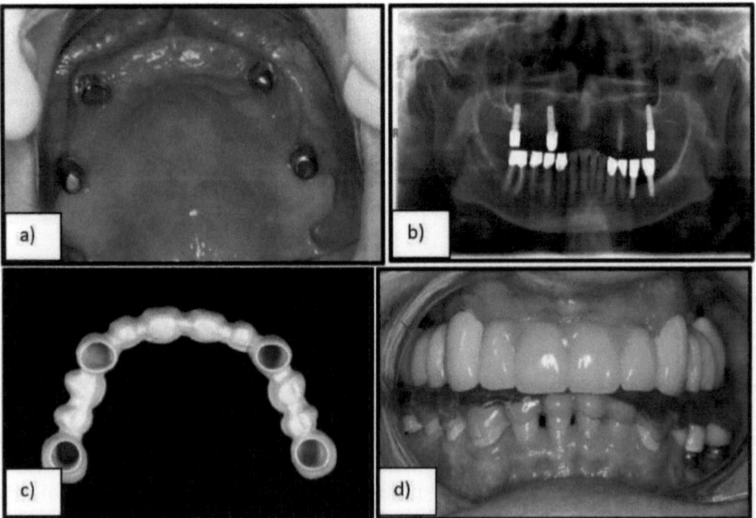

Figura 26.a) Vista oclusal da maxila com coroas primárias sobre dentes e implantes, b) Radiografia panorâmica pré-operatória, c) Estrutura de PEEK fresada e d) Vista facial de

prótese dentária removível retida com coroa dupla facetada [140]

PEEK COMO PRÓTESE FIXA [122]

Os blanks de PEEK têm uma cor marrom acinzentada ou branco-pérola opaca, o que os torna inadequados para restaurações dentárias estéticas, especialmente na região anterior. Portanto, é necessário o revestimento, que pode ser feito com resina composta ou resina acrílica. No entanto, a resistência de ligação do material é baixa quando revestido com resina devido ao desempenho químico inerte, baixa energia de superfície e maior resistência à modificação de superfície do PEEK. Portanto, melhorar as propriedades de superfície do PEEK se tornou um ponto importante de pesquisa. As propriedades adesivas são geralmente influenciadas pelo pré-tratamento de superfície e cimento de cimentação. Vários estudos investigaram as características de ligação do PEEK e resinas de revestimento. Alguns estudos relataram melhor resistência de ligação do cimento resinoso com PEEK após pré-condicionamento com abrasão a ar e, em seguida, condicionamento com Visio-link. [18,134] Em outros estudos, o pré-tratamento de superfície usando ácido sulfúrico mostrou melhor resistência de ligação com materiais de resina de revestimento. [49,85] Poucos estudos também avaliaram a resistência de ligação do cimento resinoso após ataque com solução de piranha. [135,136] No entanto, esses estudos relataram resultados conflitantes. Enquanto um estudo não observou nenhum efeito da corrosão ácida de piranha nas propriedades de ligação [135], outro estudo relatou maior resistência de ligação ao aplicar um adesivo em PEEK abrasado por partículas aerotransportadas e com corrosão de piranha em comparação à corrosão sozinha. [136] Um estudo mostrou que os materiais adesivos à base de metilmetacrilato (MMA) foram capazes de estabelecer uma ligação adequada ao sistema de corrosão e adesivo de PEEK. [49]

A baixa capacidade de molhagem do PEEK é o principal problema para se obter resistências de ligação adequadas entre o PEEK e a resina composta. Até o momento, a abrasão e a corrosão por partículas transportadas pelo ar ainda representam bons métodos para melhorar a molhabilidade do PEEK. Alguns estudos avaliaram a resistência de ligação do PEEK com tecidos dentais e encontraram melhor ligação usando diferentes métodos de pré-tratamento e condicionamento com cimento resinoso. [87.104]

A resistência de união do substrato PEEK com materiais de revestimento ou dentina após vários pré-tratamentos e condicionamentos está resumida na **Tabela 7.**

Tabela 7. Resistência de união do substrato PEEK com material de revestimento ou dentina após vários pré- tratamentos e condicionamentos.

Sl. Não	**Pré-tratamento (Pré-condicionamento)**	**Sistema Adesivo (Condicionamento)**	**Resina de revestimento**	**Conclusão**	**Referências**
1.	Abrasão a ar com 50 pm de alumina	i) Z Prime Plus ii)Ambarino P60 iii) Monobond Plus iv) Link do Visio	i) Sinfonia ii)GC Gradia iii)Vita VM LC	Visio-link e A ligação Signum PEEK apresentou a maior resistência de ligação	18
2.	i) Ataque ácido com ácido sulfúrico a 98% por 1 min, ii)Jateamento de areia por 10 segundos com 50 pm de alumina, iii)Jateamento de areia por 10 segundos com alumina 110 pm, iv) Sistema Rocatec	i) Confie na X Unicem, ii) Composto híbrido Helibond e Tetric	Acrílico Oco Cilindro	Melhor resistência de ligação com amostra de superfície gravada e sistema adesivo	49
3.	i)ácido sulfúrico 98%	i)RelyX ™ Unicem		98% ácido sulfúrico	85

	ii)9,5% de ácido fluorídrico iii) plasma de argônio tratamento iv)jateamento de areia	ii)SE Títulos/Clearfil AP-XTM		e tratamentos com plasma de argônio melhoraram a resistência de ligação de compósitos de PEEK	
4.	Abrasão ao ar com i)50pmAl2O3 (0,05MPa) ii)50pmAl2O3 (0,35MPa) iii)110pmAl2O3 (0,05MPa) iv)110pmAl2O3 (0,35MPa) v) Rocatec	i) Link do Visio (VL), ii)Monobond plus/Heliobond (MH) iii)Scotchbond Universal (SU), iv)Fluido de ligação de diálogo (DB)	Diálogo Composto oclusal	A maior resistência à tração foi alcançada pelo condicionamento com visio-link em combinação com o pré-tratamento de abrasão de partículas transportadas pelo ar a uma pressão de 0,35 MPa.	134
5.	i) ataque químico com ácido sulfúrico a 98% por 30 segundos ii)gravura com solução de piranha por 30 seg	i) visio-link ii)Títulos Signum PEEK	i)Sinfonia ii)Vita VM LC	A gravação não teve nenhum efeito na resistência da ligação, porém o condicionamento melhorou significativamente a resistência da ligação.	135

6.	i) gravura com solução de piranha por 30 seg ii)abrasado com partículas de alumina 50pm iii)abrasado com partículas de alumina 110pm iv)Sistema Rocatec com alumina 50pm v) Sistema Rocatec com alumina 110 pm	i) Heliobond e ii)Limparfil Primer Cerâmico	Confie em X Unicem	A abrasão de partículas transportadas pelo ar em combinação com a corrosão por solução piranha melhora as propriedades adesivas do PEEK.	136
7.	i)50pm no ar abrasão de partículas ii)98% ácido sulfúrico iii) solução piranha	i) visio-link ii)ligação signum PEEK iii) Ambarino P60	Autoadesivo Confie em X Unicem Cimento	Resistência de união satisfatória após pré-tratamento e condicionamento.	87
8.	i)jateamento de areia com alumina 45pm ii) Sistema Rocatec iii)Ácido sulfúrico 98% por 5 segundos iv)Ácido sulfúrico a 98% por 30 segundos v) Ácido sulfúrico a		Aplicação de agente de ataque e ligação seguido de cimentação com Rely X Unicem Cement	Melhor resistência de união após pré- -tratamento e condicionamento.	104

10.1. PEEK COMO ESTRUTURA DO FDP

FDPs criadas com design auxiliado por computador/fabricação auxiliada por computador apresentaram menor deformação e maior carga de fratura do que as prensadas. Um estudo foi feito para investigar a influência de diferentes métodos de fabricação de próteses dentárias fixas (FDPs) de compósito de polieteretercetona reforçado de três unidades (PEEK/C) na carga de fratura. FPD de 3 unidades fresado por CAD/CAM teve carga de fratura de 2354 N do que material PEEK prensado (2011 N para PEEK prensado em pellets e 1738 N para PEEK granular prensado) com um tamanho de conector de 16 mm^2 [88] Em outro estudo, investigando a carga de fratura de estruturas de PEEK FDP de três unidades não folheadas fresadas por CAD/CAM com uma área de conector de 7,36 mm^2 observou uma carga de fratura de 1.383 N com uma deformação de aproximadamente 1.200 N **(Figura 27)** [70] Portanto, aumentar o tamanho do conector aumentará a carga de fratura.

Esses valores foram ainda maiores do que os encontrados para FDPs de três unidades feitos de - cerâmica de vidro de dissilicato de lítio (950 N), Alumina In-Ceram (851 N), Zircônia In-Ceram (841 N), zircônia (981-1331 N) e FDPs de três unidades baseados em compósitos e PMMA com cargas de fratura médias muito menores variando de 268 N a 467 N, respectivamente. Portanto, o PEEK pode ser sugerido como um material para FDPs. [88]

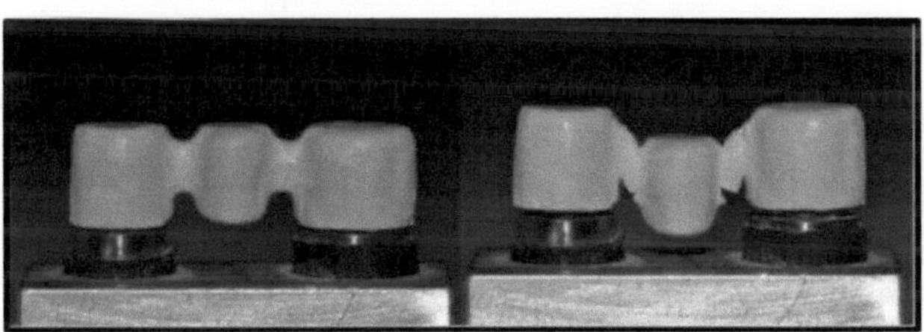

T-1' -mx-n inlib n .I * ,70

Figura 27.FDP antes e depois do teste de carga de fratura

A **Tabela 8** resume a carga de fratura de diferentes materiais:

Tabela 8: Carga de fratura de diferentes materiais.

Materiais	**Carga de fratura**	**Referências**
FPD PEEK de 3 unidades fresado por CAD-CAM com conector de tamanho 7,36 mm^2	1383 N	70
FPD PEEK de 3 unidades fresado por CAD-CAM com conector de tamanho 16 mm^2	2354 N	88
Pellets PEEK prensados de 3 unidades com conector tamanho 16mm^2	2011N	88
PEEK granular prensado de 3 unidades com conector tamanho 16 mm^2	1738N	88
FPD de vitrocerâmica de dissilicato de lítio de 3 unidades	950N	88
FPD de alumina em cerâmica de 3 unidades	851N	88
Zircônia In-ceram de 3 unidades	841N	88
FPD de zircônia de 3 unidades	981-1331N	88
FPD de 3 unidades à base de PMMA	467N	88
FPD de 3 unidades à base de resina composta	268N	88

8.2. ESPIADA COMO SINGLE CROWN FDP [113]

O material PEEK pode ser usado para fabricação de estrutura de coroa única que pode ser revestida com resina composta para dar um resultado mais estético. Primeiro, o dente é preparado para fornecer 2 mm de redução oclusal e uma junta de topo com uma férula **(Figura 28.a).** As paredes axiais são preparadas com uma linha de acabamento de chanfro **(Figura 28.b).** Uma impressão definitiva é feita com material de impressão de polivinilsiloxano, e o molde definitivo é vazado com pedra dentária Tipo IV **(Figura 28.c).** O núcleo PEEK é fabricado usando a técnica convencional de cera perdida, usando um dispositivo de prensa a vácuo (por exemplo, 2 prensas; Bredent GmbH) e o ajuste é verificado **(Figura 28.d).**

A faceta de resina composta e o procedimento de cimentação podem ser feitos da seguinte forma:

O núcleo PEEK é revestido com um primer de resina composta (Visio.link; Bredent GmbH)

Um material de revestimento de resina composta indireta fotopolimerizável
(Gradia; GC Europe NV) é aplicado em camadas **(Figura 28.e)**

Coroa de PEEK revestida de compósito é ajustada intraoralmente e polida

A restauração foi abrasada com partículas aerotransportadas com óxido de alumínio de 110 nm e foi cimentada
com um cimento resinoso de polimerização dupla (Variolink Esthetic DC; Ivoclar Vivadent AG) (
Figura 28.f)

Coroa única de PEEK revestida de compósito pode ser uma boa alternativa, pois demonstrou boa retenção e aparência, sem sinais de microvazamento após 22 meses de acompanhamento clínico. No entanto, mais pesquisas clínicas de longo prazo são necessárias . [113]

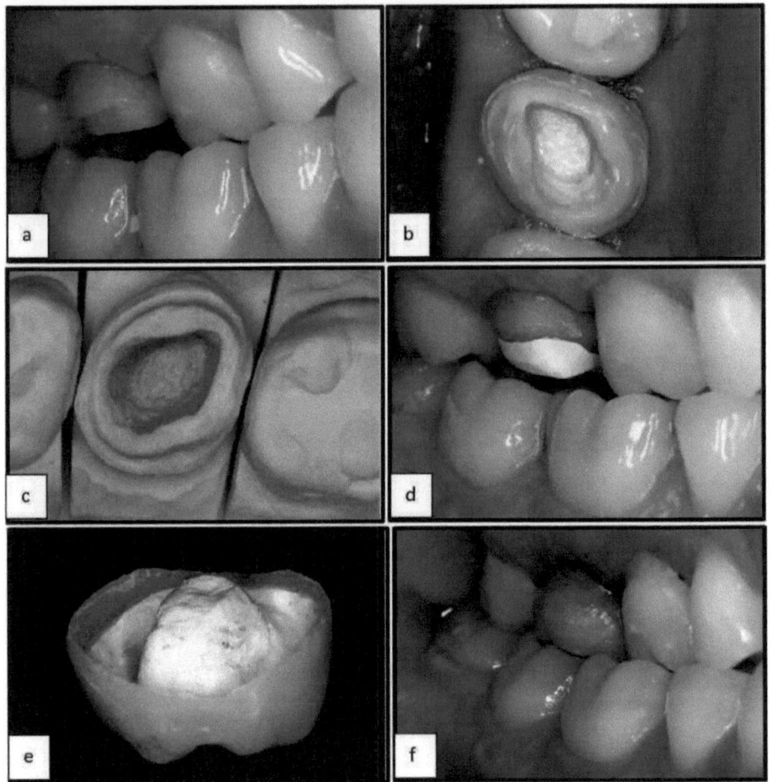

Figura 28.a) Redução oclusal de 2 mm para coroa de PEEK, b) Base plana da câmara pulpar mostrando eliminação do rebaixo e linha de acabamento do chanfro, c) Molde definitivo mostrando o desenho da preparação, d) Avaliação da estrutura de PEEK, e) Núcleo de PEEK revestido com resina composta indireta polimerizada por luz Gradia e f) Cimentação definitiva da coroa de PEEK [113]

8.3. POLIMENTO DE PRÓTESE PEEK

Qualquer ajuste com a prótese fixa pode levar ao aumento da rugosidade da superfície e, portanto, ao acúmulo de placa bacteriana. O polimento deve resultar em uma rugosidade de superfície (SR) menor de < 0,2pm com baixa energia livre de superfície (SFE), o que pode ser feito usando diferentes dispositivos de polimento. Um estudo feito por Sturz et al relatou evitar o procedimento de polimento a ar para polir PEEK, pois isso leva ao aumento da rugosidade da superfície. [96] Em outro estudo feito por Heimer et al relataram o uso do sistema de abrasão de 3 corpos (consistindo em pastas de polimento, como óxido de alumínio ou partículas de diamante) do que a abrasão de 2 corpos (incluindo brocas de moagem e abrasivos ligados e revestidos). [112]

Capítulo 3

PEEK COMO PRÓTESE FIXA DE RESINA INTERINA [126.132]

Prótese dentária fixa colada com resina (RBFDPs) é um tratamento definitivo conservador para substituição dentária na zona estética. O sucesso estético e a longo prazo ideal dessas restaurações estão relacionados a certos critérios, como oclusão, posição, mobilidade, espessura e translucidez do dente pilar. A taxa de sobrevivência de uma RBFPD também depende da ligação entre o cimento, o pilar e a superfície da restauração. Hoje em dia, o uso de cimentos resinosos em conjunto com agentes de ligação de esmalte e dentina dá a oportunidade de obter micro fixação mecânica a ambas as estruturas por meio dos agentes acima mencionados, evitando a preparação do dente.

RBFDPs de metalocerâmica têm sido uma opção de tratamento previsível com boas taxas de sobrevivência a longo prazo. Altas taxas de descolamento, exibição antiestética de retentores linguais de metal na área interproximal e a visualização de cor acinzentada no terço incisal dos dentes devido à translucidez incisal levaram à introdução de retentores de cerâmica com estética melhorada. Inicialmente, alumina infiltrada com vidro foi usada para fabricar RBFDPs de 2 retentores. No entanto, estudos clínicos relataram uma alta taxa de fraturas no conector proximal entre o pilar do dente e o pôntico. Como resultado, um design de retentor único foi proposto com uma taxa de sobrevivência de 94,4% após 10 anos de função. Devido à sua maior resistência à fratura, a zircônia pode ser uma opção de tratamento viável para RBFDPs de retentor único, com dados clínicos iniciais limitados relatando uma taxa de sobrevivência de 100% em 5 anos. Dissilicato de lítio também foi usado para fabricar RBFDPs cantilevered de retentor único com bons resultados clínicos de médio prazo. No entanto, dados clínicos de longo prazo não estão disponíveis.

Um polímero modificado à base de PEEK com 20% de enchimentos cerâmicos (BioHPP, Bredent GmbH, Senden, Alemanha) mostrou um resultado clinicamente bom sem nenhuma complicação como uma restauração de bases provisórias **(Figura 29).** Com um módulo de elasticidade de aproximadamente 4 GPa, ele apresenta um comportamento elástico comparável ao osso e resulta na redução de tensões transferidas nos dentes pilares e na interface de cimentação de acordo. Devido à cor branca da estrutura BioHPP, ela fornece melhor estética do que a estrutura metálica. Ela também mostra excelente biocompatibilidade, resistência a altas temperaturas e estabilidade química. Além disso, a alta resistência de ligação com o material composto de revestimento e os cimentos de cimentação permite seu uso para restaurações coladas com resina . No entanto, como estudos clínicos de longo prazo não estão disponíveis, ela pode ser usada como uma prótese fixa colada com resina provisória.

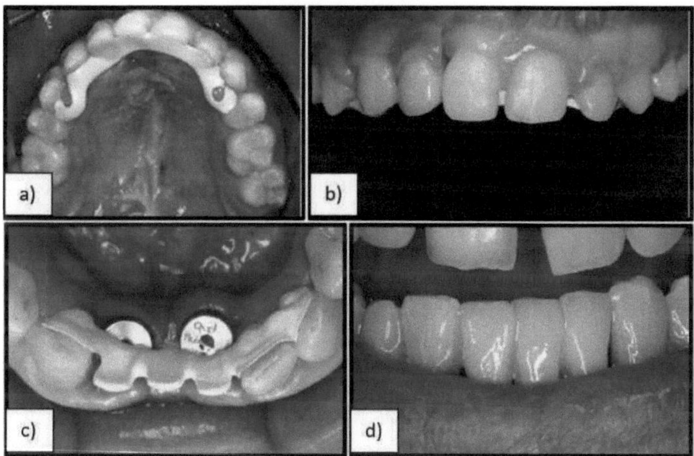

Figura 29. a) BioHPP RBFDP final para 12 ausentes; b) BioHPP RBFDP final, vista bucal; c) Estrutura PEEK RBFDP para 31,32 e 41 ausentes; e d) Compósito provisório folheado PEEK RBFDP, vista bucal [126,132]

9. PEEK COMO MATERIAL DE PRÓTESE CRANIOFACIAL [130,131]

Trauma na região craniofacial pode ter defeitos devastadores, levando a consequências funcionais, estéticas ou psicológicas. A reconstrução desses defeitos é necessária para fornecer proteção às estruturas anatômicas subjacentes, restaurando a função, a forma, a simetria e, portanto, a estética. Atualmente, os materiais mais comumente usados são enxertos ósseos autólogos e materiais aloplásticos.

Enxertos ósseos autólogos têm a vantagem de boa integração óssea. No entanto, como são rígidos, são difíceis de contornar e criar precisão em áreas como a barra supraorbital, órbita lateral, teto orbital e a transição entre o crânio frontal e a fossa temporal. Eles têm reabsorção imprevisível, particularmente ao redor de parafusos e placas nas interfaces ósseas. Eles levam tempo para serem colhidos e causam algum grau de morbidade no local doador. Eles também estão em quantidade limitada.

Os materiais aloplásticos estão disponíveis em quantidades ilimitadas e não apresentam morbidade no local doador. O principal problema com o aloplasto é a biocompatibilidade, tornando-os menos tolerantes à infecção. Os implantes aloplásticos também exigem tempo em termos de preparação intraoperatória, contorno e encaixe no defeito, pois não são pré-formados no defeito. Alguns dos aloplastos são quebradiços e não resistentes ao impacto. Os materiais aloplásticos comumente usados para cranioplastia são metilmetacrilato, malha de titânio, hidroxiapatita e polietileno.

O metilmetacrilato é o material mais comumente usado para reconstrução de defeitos cranianos. É extremamente contornável in situ. Tem um excelente histórico quando usado corretamente e nos locais corretos. No entanto, o metilmetacrilato endurece por reação exotérmica com a produção de monômero tóxico, o que pode levar a feridas locais e reações sistêmicas. Além disso, quando o metilmetacrilato é colocado na região dos seios paranasais, especialmente o seio frontal, há um risco significativo de infecção secundária se houver contaminação. Portanto, a reconstrução com metilmetacrilato é menos popular.

A malha de titânio de várias espessuras, resistências e maleabilidades continua sendo uma excelente opção para defeitos frontocranianos menores. No entanto, não é forte o suficiente para proteção cerebral em casos com grandes defeitos frontais, onde são propensos a forças de impacto. Além disso, há uma propensão ao afinamento dos tecidos moles em regiões delicadas, como a borda orbital lateral, e a extrusão tem sido frequentemente observada. Os implantes de titânio projetados por computador têm resistência ao escoamento maior do que o osso nativo, mas sacrificam a capacidade de contorno e a maleabilidade. Eles não são contornáveis in situ e exigem o contorno do osso nativo circundante se o implante não for absolutamente um ajuste correto. O titânio é radiopaco e produz dispersão tanto na tomografia computadorizada quanto na ressonância magnética.

A hidroxiapatita tem propriedades osteocondutoras, mas demonstrou problemas de fragilidade, fragmentação levando a problemas de extrusão, potenciais reações inflamatórias e infecções, particularmente em áreas adjacentes aos seios frontais, limitando assim seu uso apenas em defeitos cranianos não sujeitos a estresse.

O polietileno também é biocompatível, mas é menos resistente a impactos fortes e a remoção desses implantes pode ser difícil devido ao crescimento de tecido mole e osso.

Cada material tem suas vantagens e desvantagens, e a busca por uma substituição ideal continua. Com o avanço da imagem 3D computadorizada e da prototipagem rápida 3D, próteses projetadas e fabricadas assistidamente por computador (CAD-CAM) ganharam muita popularidade.

Próteses craniofaciais CAD-CAM comuns são implantes de polietileno de alta densidade (Medpor; Porex Surgical Inc, Newnan, GA), implantes personalizados de titânio e implantes de polieteretercetona (PEEK). As vantagens das próteses CAD-CAM são a eliminação da morbidade do sítio doador em comparação com enxertos ósseos autógenos, tempo operatório reduzido para preparação, modelagem, inserção e capacidade de reconstruir defeitos complexos com precisão de 0,5 mm.

Existem muitos casos relatados nos quais o material PEEK foi usado com sucesso como reconstrução craniofacial, como na reconstrução fronto-orbital, [127] reconstrução orbito-fronto-temporal, [130] reconstrução médio-facial, [128] como obturador maxilar [83] e como placa de reconstrução mandibular **(Figura 30).** [91,129]

Disponível como uma prótese pré-fabricada projetada por computador, o PEEK Optima-LT **P** aciente

- Specific I mplants **(PSI)** (Synthes Maxillofacial, West Chester, PA) foi sugerido como uma das substituições calvárias aloplásticas mais promissoras até o momento.

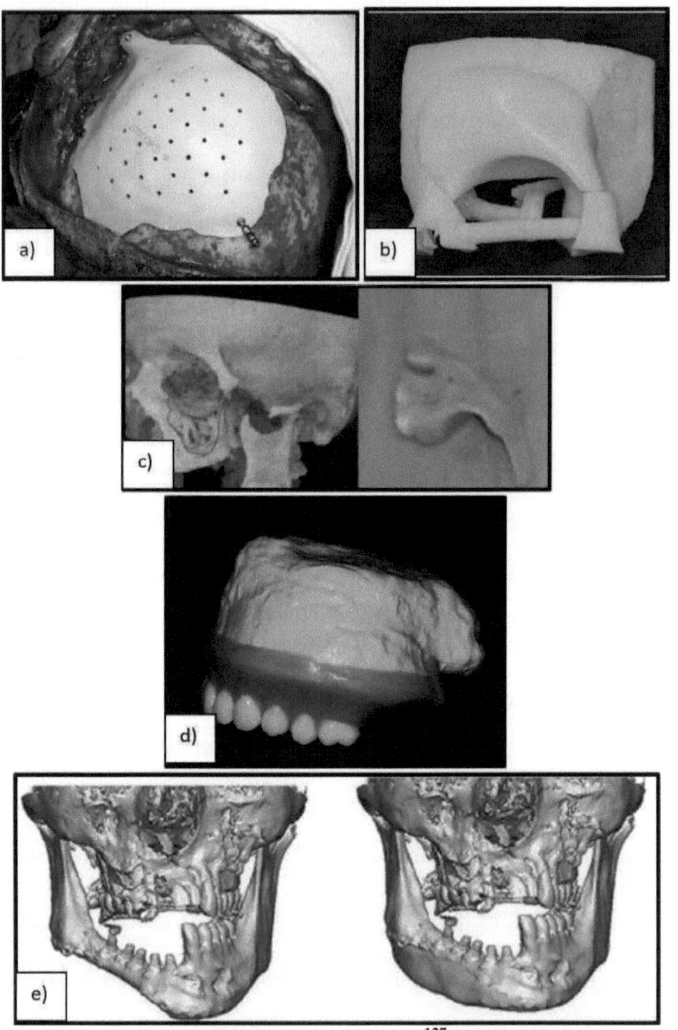

Figura 30.a) PEEK na reconstrução fronto-orbitária, [127] b) PEEK na reconstrução orbito-fronto-temporal, [130] c) PEEK na reconstrução médio-facial, [128] d) PEEK como obturador maxilar [83] e e) PEEK como placa de reconstrução mandibular

MANUTENÇÃO DE PRÓTESE PEEK [115]

A profilaxia individual pode ser conduzida com escovas de dentes, preferencialmente escovas de dentes sônicas para limpeza eficaz da restauração de PEEK. Para profilaxia profissional, dispositivos de abrasão a ar usando pós suaves como Air Flow Plus (AFP) são eficazes. Protocolos de laboratório devem incluir métodos de limpeza suaves como banho ultrassônico. [115]

FABRICANTE PEEK

Fabricante	Nome comercial
Akro-Plástico	Akrotek®
Plásticos Barlog	KEBAPÉAK
Bredent GmbH & Co. KG	BioHPP
CENTROPLAST Plásticos de Engenharia GmbH	CENTROPEEK
Citec	APC-2-PEEK
DePuy Synthes CMF	TRUMATCH® PSI
Ensinador	TECAPEEK®
Evonik Corporation, Essen, Alemanha	VESTAKEEP®
Produtos Químicos Gharda	GATONE™
Tweed verde	Arlon®
Tweed verde	Orthetek®
Tweed verde	WR™
Tweed verde	Xycomp®
Invibio Ltd., Thornton Cleveleys, Reino Unido	PEEK-OPTIMA®
Invibio Ltd., Thornton Cleveleys, Reino Unido	PEEK-OPTIMA® Ultra Reforçado
Invibio Ltd., Thornton Cleveleys, Reino Unido	PEEK-CLASSIX®
Icotec AG, Altstatten, Suíça	CF/PEEK
Isoflon	
JUVORA Ltd, Wyre, Lancashire, Reino Unido	Disco Dentário JUVORA™
Grupo KLS Martin	IPS®
Kern GmbH, peças técnicas de plástico, GroBmaischeid, Alemanha	ESPIAR
LATI	Larpeek
LATI	Latigray
Lehmann & Voss & Co., Hamburgo, Alemanha	Luvocom®
LNP	Lubricomp®
LNP	Stat-Kon®
LNP	Termocomp®
Murtfeldt Kunststoffe GmbH & Co.	Murpec®
NT-trading GmbH & Co. Karlsruhe Alemanha	DENTOKEEP
Empresa de polímeros de alto desempenho Panjin Zhongrun	Chemerizar
PlastiComp	Completo®
Corporação PolyOne	Edgetek®
Corporação PolyOne	Lubri-Tech™
Corporação PolyOne	Estatística-Tech™
Corporação PolyOne	Trilliant™
Produtos de plásticos de engenharia Quadrant	Ketron®

Produtos de plásticos de engenharia Quadrant	Semitron®
Empresa RTP	PEEK™
Plásticos inovadores da SABIC	LNP LUBRICAMP
Plásticos inovadores da SABIC	LNP STAT-KON
Plásticos inovadores da SABIC	LNP TERMOCOMP
Plásticos de Desempenho Saint-Gobain	Meldin®
Grupo SGL Carbono	SIGRAFIL C®
Shinil Química	SHINCON
Polímeros Especiais Solvay	Ajedium™
Polímeros Especiais Solvay	Filme Ajedium™ - KetaSpire®
Polímeros Especiais Solvay	AvaSpire®
Polímeros Especiais Solvay	KetaSpire®
Polímeros Especiais Solvay	ZENIVA™
Sintetiza CMF	SÍNTESE® PSI
Techmer ES	HiFill®
Grupo Technetics	Amicon™
Vitrex	Polímeros PEEK
Vitrex	Tecnologia APTIV™
Vitrex	Revestimentos VICOTE ™
Vitrex	Tecnologia de compósitos
Plásticos Westlake	MediPEEK
Plásticos Westlake	ESPIADA
Wolf Art Material	ZEDEX®
Plásticos de Engenharia Zell-Metall	Zelamida

CONCLUSÃO

Materiais metálicos como titânio, Co-Cr e suas ligas continuam sendo os materiais de escolha para os campos médico e odontológico devido às suas várias propriedades biológicas e mecânicas. Apesar de suas vantagens, esses materiais implicam alguns problemas, como osteólise seguida de falha do implante, radiação dispersa, hipersensibilidade ocasional, alergia e possivelmente degradação da superfície relacionada à peri-implantite. Um material não metálico, como o polímero de alto desempenho polieteretercetona (PEEK), demonstrou propriedades mecânicas e físicas favoráveis com módulo de elasticidade semelhante ao osso e à dentina. O PEEK pode ser usado para uma série de aplicações em odontologia, incluindo implantes dentários. O tratamento de superfície do implante PEEK pode aumentar sua bioatividade. O PEEK também é uma boa opção para a produção de próteses fixas e removíveis CAD-CAM devido às suas melhores propriedades mecânicas do que a resina acrílica ou composta. Ainda assim, o número de estudos experimentais, animais e clínicos foi limitado para tirar conclusões sobre sua utilização médica e odontológica. Mais pesquisas, ensaios clínicos e possíveis modificações são necessários para explorar este material para outras aplicações odontológicas.

BIBLIOGRAFIA

1. Paul DR, Barlow JW, Mark HK, Bikales NM, Overberger CG, Menges G. Enciclopédia de Ciência e Engenharia de Polímeros (2ª edição), Vol. 12.
2. May R. Polieteretercetonas. Enciclopédia de Ciência e Tecnologia de Polímeros. 1988.
3. https://www.victrex.com/en/company/about-us
4. Eschbach L. Polímeros não reabsorvíveis em cirurgia óssea. Lesão. 2000 Dez 31;31:D22-7.
5. Rigby, RB Engenharia de termoplásticos Propriedades e aplicações; Marcel Dekker: Nova York, NY, EUA, 1985; p. 15.
6. Kurtz SM, Devine JN. Biomateriais PEEK em implantes de trauma, ortopédicos e espinhais. Biomateriais. 2007 Nov 30;28(32):4845-69.
7. Jiya T, Smit T, Deddens J, Mullender M. Fusão intersomática lombar posterior usando dispositivos de fusão não reabsorvíveis de poli-éter-éter-cetona versus poli-L-lactídeo-co-D, L-lactídeo reabsorvíveis: um estudo prospectivo e randomizado para avaliar a fusão e o resultado clínico. Spine. 2009 Fev 1;34(3):233-7.
8. Jarman-Smith M. Usos em evolução para compostos implantáveis de PEEK e baseados em PEEK. Tecnologia de dispositivos médicos. 2008 Out;19(6):12-5.
9. Lautenschlager EP, Monaghan P. Titânio e ligas de titânio como materiais odontológicos. Revista odontológica internacional. 1993 Jun;43(3):245-53.
10. Schalock PC, Mennd T, Johansen JD, Taylor JS, Maibach HI, Liddn C, Bruze M, Thyssen JP. Reações de hipersensibilidade a implantes metálicos - algoritmo de diagnóstico e série de testes de contato sugerida para uso clínico. Dermatite de contato. 2012 Jan 1;66(1):4-19.
11. Ozen J, Dirican B, Oysul K, Beyzadeoglu M, Ucok O, Beydemir B. Avaliação dosimétrica do efeito de implantes dentários na radioterapia de cabeça e pescoço. Cirurgia Oral, Medicina Oral, Patologia Oral, Radiologia Oral e Endodontologia. 2005 Jun 30;99(6):743-7.
12. Ma R, Tang T. Estratégias atuais para melhorar a bioatividade do PEEK. Revista internacional de ciências moleculares. 2014 Mar 28;15(4):5426-45.
13. Kelly JR, Denry I. Zircônia estabilizada como uma cerâmica estrutural: uma visão geral. Dental materials. 2008 Mar 31;24(3):289-98.
14. Parmigiani-Izquierdo JM, Cabana-Munoz ME, Merino JJ, Sanchez-Pdrez A. Implantes de

zircônia e restaurações peek para a substituição de molares superiores. International Journal of Implant Dentistry. 2017;3(1):5.

15. Ramakrishna S, Mayer J, Wintermantel E, Leong KW. Aplicações biomédicas de materiais polímero-compósitos: uma revisão. Ciência e tecnologia de compósitos. 2001 Jul 31;61(9):1189-224.
16. Wiesli MG, Ozcan M. Polímeros de alto desempenho e sua potencial aplicação como materiais de implantes médicos e orais: uma revisão. Implant dentistry. 2015 Aug 1;24(4):448-57.
17. Najeeb S, Zafar MS, Khurshid Z, Siddiqui F. Aplicações de polieteretercetona (PEEK) em implantologia oral e prótese dentária. Journal of prosthodontic Research. 2016 Jan 31;60(1):12-9.
18. Stawarczyk B, Christine KE, Beuer F, Malgorzata RO, Schmidlin PR. Resistência à tração de resinas de revestimento ao PEEK: impacto de diferentes adesivos. Dental materials journal. 2013 30 de maio;32(3):441-8.
19. Stock V, Wagner C, Susanne ME, Malgorzata RO, Schmidlin PR, Eichberger M, Stawarczyk B. Força de retenção de coroas telescópicas de PEEK fabricadas de forma diferente com diferentes cones. Dental Materials Journal. 2016 Jul 29;35(4):594-600.
20. Wenz LM, Merritt K, Brown SA, Moet A, Steffee AD. Biocompatibilidade in vitro de compósitos de polieteretercetona e polissulfona. Journal of biomedical materials research. 1990 fev 1;24(2):207-15.
21. Cook SD, Rust-Dawicki AM. Avaliação preliminar de implantes dentários de PEEK revestidos de titânio. The Journal of oral implantology. 1994 Dez;21(3):176-81.
22. Lin TW, Corvelli AA, Frondoza CG, Roberts JC, Hungerford DS. Compósito de vidro peek promove proliferação e produção de osteocalcina de células osteoblásticas humanas. Journal of Biomedical Materials Research Part A. 1997 Aug 1;36(2):137-44.
23. Ha SW, Kirch M, Birchler F, Eckert KL, Mayer J, Wintermantel E, Sittig C, Pfund- Klingenfuss I, Textor M, Spencer ND, Guecheva M. Ativação de superfície de polieteretercetona (PEEK) e formação de revestimentos de fosfato de cálcio por precipitação. Journal of Materials Science: Materials in Medicine. 1997 Nov 1;8(11):683-90.
24. Ha SW, Eckert KL, Wintermantel E, Gruner H, Guecheva M, Vonmont H. Tratamento com NaOH de titânio pulverizado por plasma a vácuo em poli (éter-éter-cetona) reforçado com fibra de carbono. Journal of Materials Science: Materials in Medicine. 1997 Dez 1;8(12):881-6.
25. Noiset O, Schneider YJ, Marchand-Brynaert J. Adsorção de fibronectina ou/e enxerto covalente em superfícies de filme PEEK quimicamente modificado. Journal of Biomaterials Science, Polymer Edition. 1999 Jan 1;10(6):657-77.
26. Noiset O, Schneider YJ, Marchand-Brynaert J. Adesão e crescimento de células CaCo2 em

substratos PEEK de superfície modificada. Journal of Biomaterials Science, Polymer Edition. 2000 Jan 1;11(7):767-86.

27. Katzer A, Marquardt H, Westendorf J, Wening JV, Von Foerster G. Polieteretercetona — citotoxicidade e mutagenicidade in vitro. Biomateriais . 2002 Abr 30;23(8):1749-59.
28. Rivard CH, Rhalmi S, Coillard C. Teste de biocompatibilidade in vivo de polímero peek para um sistema de implante espinhal: um estudo em coelhos. Journal of biomedical materials research. 2002 Dez 15;62(4):488-98.
29. Bakar MA, Cheang P, Khor KA. Propriedades de tração e análise microestrutural de biocompósitos de hidroxiapatita-poli (éter-éter-cetona) esferoidizados. Ciência e Engenharia de Materiais: A. 25 de março de 2003;345(1):55-63.
30. Bakar MA, Cheang P, Khor KA. Propriedades mecânicas de biocompósitos de hidroxiapatita-polieteretercetona moldados por injeção. Composites Science and Technology. 2003 Mar 31;63(3):421-5.
31. Bakar MA, Cheng MH, Tang SM, Yu SC, Liao K, Tan CT, Khor KA, Cheang P. Propriedades de tração, fadiga de tensão-tensão e resposta biológica de compósitos de polieteretercetona-hidroxiapatita para implantes ortopédicos de suporte de carga. Biomateriais. 2003 Jun 30;24(13):2245-50.
32. Tan KH, Chua CK, Leong KF, Cheah CM, Cheang P, Bakar MA, Cha SW. Desenvolvimento de andaimes usando sinterização seletiva a laser de misturas de biocompósitos de polieteretercetona-hidroxiapatita. Biomateriais. 31 de agosto de 2003;24(18):3115-23.
33. Tang SM, Cheang P, AbuBakar MS, Khor KA, Liao K. Comportamento de fadiga tensão-tensão de compósitos de polieteretercetona reforçados com hidroxiapatita. International Journal of fatigue. 2004 Jan 31;26(1):49-57.
34. Tan KH, Chua CK, Leong KF, Naing MW, Cheah CM. Fabricação e caracterização de andaimes biocompósitos tridimensionais de poli(éter-éter-cetona)/-hidroxiapatita usando sinterização a laser. Anais da Institution of Mechanical Engineers, Parte H: Journal of Engineering in Medicine. 2005 Mar 1;219(3):183-94.
35. Briem D, Strametz S, Schrooder K, Meenen NM, Lehmann W, Linhart W, Ohl A, Rueger JM. Resposta de fibroblastos e osteoblastos primários a superfícies de polieteretercetona (PEEK) tratadas com plasma. Journal of Materials Science: Materials in Medicine. 2005 Jul 1;16(7):671-7.
36. Yu S, Hariram KP, Kumar R, Cheang P, Aik KK. Formação de apatita in vitro e sua cinética de crescimento em biocompósitos de hidroxiapatita/polieteretercetona. Biomateriais. 31 de maio de 2005;26(15):2343-52.
37. Petrovic L, Pohle D, Munstedt H, Rechtenwald T, Schlegel KA, Rupprecht S. Efeito de

polieteretercetona preenchida com PTCP na proliferação de células osteoblásticas in vitro. Journal of Biomedical Science. 2006 Jan 1;13(1):41-6.

38. Converse GL, Yue W, Roeder RK. Processamento e propriedades de tração de poliéterétercetona reforçada com whisker de hidroxiapatita. Biomateriais. 28 de fev. de 2007;28(6):927-35.
39. Yao C, Storey D, Webster TJ. Revestimentos metálicos nanoestruturados em polímeros aumentam a fixação de osteoblastos. International journal of nanomedicine. 2007 set;2(3):487.
40. Pohle D, Ponader S, Rechtenwald T, Schmidt M, Schlegel KA, Munstedt H, Neukam FW, Nkenke E, von Wilmowsky C. Processamento de compósitos de polieteretercetona sinterizados a laser tridimensionais e teste de proliferação de osteoblastos in vitro. Em Macromolecular Symposia 2007, 1º de agosto (Vol. 253, No. 1, pp. 65-70). WILEY-VCH Verlag.
41. von Wilmowsky C, Vairaktaris E, Pohle D, Rechtenwald T, Lutz R, Munstedt H, Koller G, Schmidt M, Neukam FW, Schlegel KA, Nkenke E. Efeitos de compósitos de poliéterétercetona sinterizados a laser tridimensionais contendo vidro bioativo e p-TCP em osteoblastos in vitro. Journal of Biomedical Materials Research Part A. 2008 Dec 15;87(4):896-902.
42. Dennes TJ, Schwartz J. Uma camada de adesão em nanoescala para promover a fixação celular em PEEK. Journal of the American Chemical Society. 2009 Fev 18;131(10):3456-7.
43. Zhang Y, Hao L, Savalani MM, Harris RA, Di Silvio L, Tanner KE. Biocompatibilidade in vitro de compósitos poliméricos reforçados com hidroxiapatita fabricados por sinterização seletiva a laser. Journal of Biomedical Materials Research Part A. 2009 Dec 15;91(4):1018-27.
44. Wong KL, Wong CT, Liu WC, Pan HB, Fong MK, Lam WM, Cheung WL, Tang WM, Chiu KY, Luk KD, Lu WW. Propriedades mecânicas e resposta in vitro de compósitos de hidroxiapatita/polieteretercetona contendo estrôncio. Biomateriais. 31 de agosto de 2009;30(23):3810-7.
45. Kim IY, Sugino A, Kikuta K, Ohtsuki C, Cho SB. Compósitos bioativos consistindo de PEEK e pós de silicato de cálcio. Journal of Biomaterials Applications. Agosto de 2009;24(2):105-18.
46. Tsou HK, Hsieh PY, Chung CJ, Tang CH, Shyr TW, He JL. Deposição de TiO 2 anatase em baixa temperatura em polieteretercetona de grau médico para auxiliar a integração óssea. Surface and Coatings Technology. 25 de dezembro de 2009;204(6):1121-5.
47. Han CM, Lee EJ, Kim HE, Koh YH, Kim KN, Ha Y, Kuh SU. A deposição de feixe de elétrons de titânio em polieteretercetona (PEEK) e as propriedades biológicas melhoradas resultantes. Biomateriais. 2010 31 de maio;31(13):3465-70.
48. Wang H, Xu M, Zhang W, Kwok DT, Jiang J, Wu Z, Chu PK. Características mecânicas e biológicas de poliaril-éter-éter-cetona revestida com carbono tipo diamante. Biomateriais. 2010 Nov 30;31(32):8181-7.
49. Schmidlin PR, Stawarczyk B, Wieland M, Attin T, Hammerle CH, Fischer J. Efeito de diferentes

pré-tratamentos de superfície e materiais de cimentação na resistência de união ao cisalhamento ao PEEK. materiais odontológicos. 2010 Jun 30;26(6):553-9.

50. Sarot JR, Contar CM, Da Cruz AC, de Souza Magini R. Avaliação da distribuição de tensões em implantes dentários CFR-PEEK pelo método dos elementos finitos tridimensionais. Journal of Materials Science: Materials in Medicine. 2010 Jul 1;21(7):2079-85.

51. Koutouzis T, Richardson J, Lundgren T: Respostas comparativas de tecidos moles e duros a pilares de cicatrização de titânio e polímero. J Oral Implantol 2011;37: 174-182

52. Ma R, Weng L, Bao X, Ni Z, Song S, Cai W. Caracterização de materiais compósitos de hidroxiapatita/polieteretercetona sintetizados in situ. Materials Letters. 2012 Mar 15;71:117-9.

53. Ma R, Weng L, Fang L, Luo Z, Song S. Estrutura e desempenho mecânico de materiais nanocompósitos de hidroxiapatita/polieteretercetona sintetizados in situ. Journal of sol-gel science and technology. 2012 Abr 1;62(1):52-6.

54. Wu, X.; Liu, X.; Wei, J.; Ma, J.; Deng, F.; Wei, S. Composto bioativo Nano-TiO2/PEEK como material substituto ósseo: Estudos in vitro e in vivo. Int. J. Nanomed. 2012, 7, 1215-1225.

55. Brydone AS, Morrison DS, Stormeton-Darling J, Meek RD, Tanner KE, Gadegaard N. Design e fabricação de um implante PEEK nanopadronizado 3D para regeneração óssea cortical em um modelo de coelho. Eur. Cells Mater. 2012;24:39.

56. Tannous F, Steiner M, Shahin R, Kern M. Forças de retenção e resistência à fadiga de grampos de resina termoplástica. Dental materials. 2012 Mar 31;28(3):273-8.

57. Li K, YeungCY,Yeung KW, Tjong SC. Hidroxiapatita sinterizada/polieteretercetona nanocompósitos: comportamento mecânico e biocompatibilidade. Engenharia Avançada Materiais. 2012 Abr 1;14(4).

58. Lee WT, Koak JY, Lim YJ, Kim SK, Kwon HB, Kim MJ. Limites de proteção contra estresse e fadiga de implantes dentários de poliéter-éter-cetona. Journal of Biomedical Materials Research Parte B: Applied Biomaterials. 2012 1 de maio;100(4):1044-52.

59. Tsou HK, Hsieh PY, Chi MH, Chung CJ, He JL. Melhoria da compatibilidade osteoblástica de polieteretercetona de grau médico usando filmes de dióxido de titânio rutilo/anatase revestidos por íons de arco para implantes espinhais. Journal of Biomedical Materials Research Part A. 2012 Out 1;100(10):2787-92.

60. Santing HJ, Meijer HJ, Raghoebar GM, Ozcan M. Resistência à fratura e modo de falha de coroas simples provisórias suportadas por implantes maxilares: uma comparação de coroas de resina composta fabricadas diretamente sobre pilares de PEEK e pilares de titânio sólido. Implantodontia clínica e pesquisa relacionada. 2012 Dez 1;14(6):882-9.

61. Kern M, Lehmann F. Influência do condicionamento de superfície na ligação ao polieteretercetona (PEEK). Dental Materials. 2012 Dez 31;28(12):1280-3.

62. Barkarmo S, Wennerberg A, Hoffman M, Kjellin P, Breding K, Handa P, Stenport V. Implantes de PEEK revestidos com nano hidroxiapatita: Um estudo piloto em osso bbit de coelho. Journal of Biomedical Materials Research Parte A. 2013 Fev 1;101(2):465-71.

63. Ma R, Weng L, Bao X, Song S, Zhang Y. Biocompatibilidade e bioatividade in vivo de materiais compostos de hidroxiapatita/polieteretercetona sintetizados in situ. Journal of Applied Polymer Science. 2013 Fev 15;127(4):2581-7.

64. Khoury J, Kirkpatrick SR, Maxwell M, Cherian RE, Kirkpatrick A, Svrluga RC. A técnica de feixe de átomos neutros aumenta a bioatividade do PEEK. Instrumentos e métodos nucleares em pesquisa em física, seção B: Interações de feixes com materiais e átomos. 15 de julho de 2013;307:630-4.

65. Lee JH, Jang HL, Lee KM, Baek HR, Jin K, Hong KS, Noh JH, Lee HK. Avaliação in vitro e in vivo da bioatividade de biocompósitos de polieteretercetona revestidos com hidroxiapatita criados por tecnologia de pulverização a frio. Acta biomaterialia. 2013 Abr 30;9(4):6177-87.

66. Rabiei A, Sandukas S. Processamento e avaliação de revestimentos bioativos em implantes poliméricos. Journal of Biomedical Materials Research Part A. 2013 Set 1;101(9):2621-9.

67. Devine DM, Hahn J, Richards RG, Gruner H, Wieling R, Pearce SG. Revestimento de implantes de polieteretercetona reforçados com fibra de carbono com titânio para melhorar a aposição óssea. Journal of Biomedical Materials Research Parte B: Applied Biomaterials. 2013 1 de maio;101(4):591-8.

68. Schwitalla A, Muller WD. Implantes dentários PEEK: uma revisão da literatura. Journal of Oral Implantology. 2013 Dez;39(6):743-9.

69. Stawarczyk B, Keul C, Beuer F, Roos M, Schmidlin PR. Resistência à tração de resinas de revestimento ao PEEK: impacto de diferentes adesivos. Dental materials journal. 2013 30 de maio;32(3):441-8.

70. Stawarczyk B, Beuer F, Wimmer T, Jahn D, Sener B, Roos M, Schmidlin PR. Polieteretercetona — um material adequado para próteses dentárias fixas?. Journal of Biomedical Materials Research Parte B: Applied Biomaterials. 2013 Out 1;101(7):1209-16.

71. Hahn BD, Park DS, Choi JJ, Ryu J, Yoon WH, Choi JH, Kim JW, Ahn CW, Kim HE, Yoon BH, Jung IK. PEEK revestido com hidroxiapatita osteocondutora para cirurgia de fusão espinhal. Applied Surface Science. 15 de outubro de 2013;283:6-11.

72. Eolchiyan SA. Reconstrução de defeitos complexos do crânio com implantes CAD/CAM de titânio e polieteretercetona (PEEK). Zhurnal voprosy neirokhirurgii imeni NN Burdenko. 2013 Dez;78(4):3-13.

73. Chi MH, Tsou HK, Chung CJ, He JL. Hidroxiapatita biomimética cultivada em polímero biomédico revestido com intercamada de dióxido de titânio para auxiliar o desempenho

osteocompatível. Thin Solid Films. 2013 Dez 31;549:98-102.

74. Zhao Y, Wong HM, Wang W, Li P, Xu Z, Chong EY, Yan CH, Yeung KW, Chu PK. Citocompatibilidade, osseointegração e bioatividade de rede tridimensional porosa e nanoestruturada em polieteretercetona. Biomateriais. 2013 31 dez;34(37):9264-77.

75. Waser-Althaus J, Salamon A, Waser M, Padeste C, Kreutzer M, Pieles U, Muller B, Peters K. Diferenciação de células-tronco mesenquimais humanas em polieteretercetona tratada com plasma. Journal of Materials Science: Materials in Medicine. 2014 fev 1;25(2):515-25.

76. Jung HD, Park HS, Kang MH, Lee SM, Kim HE, Estrin Y, Koh YH. Composto de polieteretercetona/magnésio revestido seletivamente com hidroxiapatita para maior resistência à biocorrosão in vitro e biocompatibilidade. Materials Letters. 2014 Fev 1;116:20-2.

77. Diez-Pascual AM, Diez-Vicente AL. Desenvolvimento de nanocompósitos reforçados com poli (éter éter cetona) carboxilado enxertado em óxido de zinco com propriedades antibacterianas superiores. ACS applied materials & interfaces. 2014 Fev 28;6(5):3729-41.

78. Han CM, Jang TS, Kim HE, Koh YH. Criação de superfície nanoporosa de TiO $_2$ em polieteretercetona para imobilização e entrega efetivas de proteína morfogenética óssea. Journal of Biomedical Materials Research Part A. 2014 Mar 1;102(3):793-800.

79. Fuhrmann G, Steiner M, Freitag-Wolf S, Kern M. Ligação de resina a três tipos de poliariletercetonas (PAEKs) — Durabilidade e influência do condicionamento de superfície. Dental Materials. 2014 Mar 31;30(3):357-63.

80. Wang L, He S, Wu X, Liang S, Mu Z, Wei J, Deng F, Deng Y, Wei S. Composto de polieteretercetona/nano-fluorohidroxiapatita com atividade antimicrobiana e propriedades de osseointegração. Biomateriais. 31 de agosto de 2014;35(25):6758-75.

81. NEUMANN EA, Villar CC, FRANCA FM. Resistência à fratura de parafusos de pilar de titânio, polieteretercetona e polieteretercetona reforçada com fibra de carbono. Pesquisa oral brasileira. 2014;28(1):1-5.

82. Sproesser O, Schmidlin PR, Uhrenbacher J, Eichberger M, Roos M, Stawarczyk B. Trabalho de adesão entre cimentos de resina composta e PEEK como uma função da duração do ataque com ácido sulfúrico e sua correlação com valores de resistência de ligação. International Journal of Adhesion and Adhesives. 2014 Out 31;54:184-90.

83. Costa-Palau S, Torrents-Nicolas J, Brufau-de Barbera M, Cabratosa-Termes J. Uso de polieteretercetona na fabricação de uma prótese obturadora maxilar: um relato clínico. The Journal of prosthetic dentistry. 2014 Set 30;112(3):680-2.

84. Ling-yu LI, Cong-ying ZH, Jie WE, Jian MA. Análise quantitativa de interfaces de implantes nFA/PEEK em cães Beagle. Shanghai Journal of Stomatology. 2014 Abr 1;23(2).

85. Zhou L, Qian Y, Zhu Y, Liu H, Gan K, Guo J. O efeito de diferentes tratamentos de superfície

na resistência de ligação de materiais compostos de PEEK. Dental Materials. 2014 Aug 31;30(8):e209- 15.

86. Rochford ET, Subbiahdoss G, Moriarty TF, Poulsson AH, van der Mei HC, Busscher HJ, Richards RG. Uma investigação in vitro da competição bactéria-osteoblasto em PEEK modificado por plasma de oxigênio. Journal of Biomedical Materials Research Part A. 2014 Dec 1;102(12):4427-34.
87. Uhrenbacher J, Schmidlin PR, Keul C, Eichberger M, Roos M, Gernet W, Stawarczyk B. O efeito da modificação da superfície na resistência de retenção de coroas de polieteretercetona coladas a pilares de dentina. The Journal of prosthetic dentistry. 2014 Dez 31;112(6):1489-97.
88. Stawarczyk B, Eichberger M, Uhrenbacher J, Wimmer T, Edelhoff D, Schmidlin PR. FDPs de compósitos de polieteretercetona reforçados de três unidades: Influência do método de fabricação na capacidade de suporte de carga e tipos de falhas. Dental materials journal. 2015 Jan 30;34(1):7-12.
89. East RH, Briscoe A, Unsworth A. Desgaste de PEEK-OPTIMA® e PEEK-OPTIMA®-Wear Performance articulando contra polietileno altamente reticulado. Anais da Institution of Mechanical Engineers, Parte H: Journal of Engineering in Medicine. 2015 Mar;229(3):187-93.
90. Zoidis P, Papathanasiou I, Polyzois G. O uso de um poliéter-éter-cetona modificado (PEEK) como um material de estrutura alternativo para próteses dentárias removíveis. Um relatório clínico. Journal of Prosthodontics. 2015 Jul 1.
91. Berrone M, Aldiano C, Pentenero M, Berrone S. Correção de uma assimetria mandibular após reconstrução da fíbula usando um onlay de polieteretercetona (PEEK) feito sob medida após reabilitação oclusal suportada por implante. Acta Otorhinolaryngologica Italica. 2015 Out;35(4):285.
92. Kizuki T, Matsushita T, Kokubo T. PEEK formador de apatita com revestimento de camada superficial de TiO2. Journal of Materials Science: Materials in Medicine. 2015 Jan 1;26(1):1-9.
93. Hahnel S, Wieser A, Lang R, Rosentritt M. Formação de biofilme na superfície de materiais modernos de abutment de implante. Pesquisa clínica de implantes orais. 2015 Nov 1;26(11):1297-301.
94. Schwitalla AD, Spintig T, Kallage I, Muller WD. Comportamento flexural de materiais PEEK para aplicação odontológica. Dental Materials. 2015 Nov 30;31(11):1377-84.
95. Lee JH, Jang HL, Lee KM, Baek HR, Jin K, Noh JH. Revestimento de hidroxiapatita por pulverização a frio em um implante de polieteretercetona tridimensional e sua biocompatibilidade avaliada por modelo de minipig in vitro e in vivo. Journal of Biomedical Materials Research Parte B: Applied Biomaterials. 2015 Dez 1.
96. Sturz CR, Faber FJ, Scheer M, Rothamel D, Neugebauer J. Efeitos de vários métodos de

tratamento de superfície na cadeira em materiais restauradores dentários com relação a ângulos de contato e rugosidade da superfície. Dental materials journal. 2015 Nov 27;34(6):796-813.

97. Schwitalla AD, Spintig T, Kallage I, Muller WD. Comportamento de pressão de diferentes materiais PEEK para implantes dentários. Journal of the mechanical behavior of biomedical materials. 2016 Fev 29;54:295-304.

98. Liebermann A, Wimmer T, Schmidlin PR, Scherer H, Loffler P, Roos M, Stawarczyk B. Caracterização físico-mecânica de polieteretercetona e polímeros CAD/CAM estéticos dentais atuais após envelhecimento em diferentes meios de armazenamento. The Journal of prosthetic dentistry. 2016 Mar 31;115(3):321-8.

99. Wang X, Lu T, Wen J, Xu L, Zeng D, Wu Q, Cao L, Lin S, Liu X, Jiang X. Respostas seletivas de fibroblastos gengivais humanos e bactérias em polieteretercetona reforçada com fibra de carbono com TiO 2 nanoestruturado multinível. Biomateriais. 31 de março de 2016;83:207-18.

100. Rea M, Ricci S, Ghensi P, Lang NP, Botticelli D, Soldini C. Cicatrização marginal usando Polieteretercetona como pilares de cicatrização: um estudo experimental em cães. Pesquisa clínica de implantes orais. 2016 Abr 1.

101. Wimmer T, Huffmann AM, Eichberger M, Schmidlin PR, Stawarczyk B. Taxa de desgaste de dois corpos de PEEK, compósito de resina CAD/CAM e PMMA: Efeito de geometrias de espécimes, materiais antagonistas e configuração de teste. Dental Materials. 2016 Jun 30;32(6):e127- 36.

102. Schwitalla AD, Abou-Emara M, Zimmermann T, Spintig T, Beuer F, Lackmann J, Muller WD. A aplicabilidade de parafusos de pilar baseados em PEEK. Journal of the Mechanical Behavior of Biomedical Materials. 2016 Out 31;63:244-51.

103. Gan K, Liu H, Jiang L, Liu X, Song X, Niu D, Chen T, Liu C. Bioatividade e efeito antibacteriano da implantação de íons de imersão em plasma de nitrogênio em polieteretercetona. Dental Materials. 2016 Nov 30;32(11):e263-74.

104. Rocha RF, Anami LC, Campos TM, Melo RM, Bottino MA. Adesão do Polímero Polieteretercetona (PEEK) à Dentina Humana: Efeito de Tratamentos de Superfície. Revista Brasileira de Odontologia. 2016 dez;27(6):693-9.

105. Montero JF, Barbosa LC, Pereira UA, Barra GM, Fredel MC, Benfatti CA, Magini RS, Pimenta AL, Souza J. Análise química, microscópica e microbiológica de compostos antibiofilme funcionalizados de incorporação de poliéter-éter-cetona. Journal of Biomedical Materials Research Part A. 2016 Dez 1;104(12):3015-20.

106. Sampaio M, Buciumeanu M, Henriques B, Silva FS, Souza JC, Gomes JR. Comparação entre PEEK e Ti6Al4V em relação ao desgaste por abrasão em microescala em aplicações odontológicas. Journal of the mechanical behavior of biomedical materials. 2016 Jul 31;60:212-

9.
107. de Val JE, Gomez-Moreno G, Martinez CP, Ramirez-Fernandez MP, Granero-Marin JM, Gehrke SA, Calvo-Guirado JL. Comportamento do tecido peri-implantar ao redor de material não-titânio: Estudo experimental em cães. Annals of Anatomy-Anatomischer Anzeiger. 2016 Jul 31;206:104-9.
108. Wagner C, Stock V, Merk S, Schmidlin PR, Roos M, Eichberger M, Stawarczyk B. Carga de retenção de coroas telescópicas com diferentes ângulos de conicidade entre cromo-cobalto e polieteretercetona feitas com três processos de fabricação diferentes examinados pelo teste de pull-off. Journal of Prosthodontics. 2016 Mar 1.
109. Thomas M, Lee NJ. Implante de polieteretercetona interligado. Revista internacional de cirurgia oral e maxilofacial. 31 de agosto de 2016;45(8):969-70.
110. Miyazaki T, Matsunami C, Shirosaki Y. Compósitos bioativos de carbono-PEEK preparados por tratamento químico de superfície. Ciência e Engenharia de Materiais: C. 2017 Jan 1;70:71-5.
111. Dworak M, Rudawski A, Markowski J, Blazewicz S. Propriedades mecânicas dinâmicas de compósitos de PEEK reforçados com fibra de carbono em fluido corporal simulado. Composite Structures. 2017 fev 1;161:428-34.
112. Heimer S, Schmidlin PR, Roos M, Stawarczyk B. Propriedades de superfície de polieteretercetona após diferentes protocolos de polimento em laboratório e na cadeira. The Journal of prosthetic dentistry. 2017 Mar 31;117(3):419-25.
113. Zoidis P, Bakiri E, Polyzois G. Usando polieteretercetona modificada (PEEK) como um material alternativo para restaurações endocrown: Um relatório clínico de curto prazo. The Journal of prosthetic dentistry. 2017 Mar 31;117(3):335-9.
114. Bae SY, Park JY, Jeong ID, Kim HY, Kim JH, Kim WC. Análise tridimensional do ajuste marginal e interno de copings fabricados com poliéter cetona cetona (PEKK) e zircônia. Journal of prosthodontic research. 2017 Abr 30;61(2):106-12
115. Heimer S, Schmidlin PR, Stawarczyk B. Descoloração de PMMA, compósito e PEEK. Investigações orais clínicas. 1 de maio de 2017;21(4):1191-200.
116. Chen M, Ouyang L, Lu T, Wang H, Meng F, Yang Y, Ning C, Ma J, Liu X. Bioatividade e bacteriostase aprimoradas de polieteretercetona fluorada de superfície. ACS Applied Materials & Interfaces. 24 de maio de 2017.
117. Kaleli N, Sarac D, Kulunk S, Ozturk O. Efeito de diferentes materiais de coroa restauradora e abutment personalizado na distribuição de estresse em implantes únicos e osso periférico: Um estudo de análise de elemento finito tridimensional. The Journal of Prosthetic Dentistry. 2017 Jun 20.
118. Hahnel S, Scherl C, Rosentritt M. Reabilitação provisória da dimensão vertical oclusal usando

uma prótese dentária removível com retenção de coroa dupla com estrutura de polieteretercetona. The Journal of Prosthetic Dentistry. 2017 Jun 20.

119. Zhang L, Qi H, Li G, Wang D, Wang T, Wang Q, Zhang G. Resistência ao desgaste significativamente melhorada de PEEK simplesmente preenchendo com nitreto de carbono grafítico modificado. Materials & Design. 2017 Set 5;129:192-200.

120. Godara A, Raabe D, Green S. A influência dos processos de esterilização nas propriedades micromecânicas de compósitos de PEEK reforçados com fibra de carbono para aplicações de implantes ósseos. Acta Biomaterialia. 2007 Mar 31;3(2):209-20.

121. Stober EJ, Seferis JC, Keenan JD. Caracterização e exposição de polieteretercetona (PEEK) a ambientes fluidos. Polímero. 1984 Dez 1;25(12):1845-52.

122. Awaja F, Zhang S, James N, McKenzie DR. Ligação autoessiva aprimorada de polieteretercetona (PEEK) para aplicações biomédicas usando um tratamento de plasma de metano/oxigênio. Processos de Plasma e Polímeros. 2010 Dez 20;7(12):1010-21.

123. Wu GM, Hsiao WD, Kung SF. Investigação de compósitos de poliéter éter cetona revestidos com hidroxiapatita por pulverizações de plasma de gás. Surface and Coatings Technology. 15 de junho de 2009;203(17):2755-8.

124. AL-Rabab'ah M, Hamadneh W, Alsalem I, Khraisat A, Abu Karaky A. Uso de polímeros de alto desempenho como pilares e estruturas de implantes dentários: um relatório de série de casos. Journal of Prosthodontics. 17 de maio de 2017.

125. Stawarczyk B, Thrun H, Eichberger M, Roos M, Edelhoff D, Schweiger J, Schmidlin PR. Efeito de diferentes pré-tratamentos de superfície e adesivos na capacidade de suporte de carga de FDPs de PEEK de 3 unidades folheadas. The Journal of prosthetic dentistry. 2015 Nov 30;114(5):666- 73.

126. Andrikopoulou E, Zoidis P, Artopoulou II, Doukoudakis A. Prótese dentária fixa colada com resina PEEK modificada para um paciente jovem com fissura labiopalatina. Journal of Esthetic and Restorative Dentistry. 2016 Jul 1;28(4):201-7.

127. Villanueva-Alcojol L, Laza LR, Gonzalez FG, Gonzalez-Garcia R, Monje F. Reconstrução primária de etapa única após ressecção complexa de tumor marrom fronto-orbital usando implante peek projetado por computador. Surg Res Open J. 2016;3(1):13-9.

128. Hussain RN, Clark M, Berry-Brincat A. O uso de um implante de polieteretercetona (PEEK) para reconstruir a região do meio da face. Cirurgia plástica e reconstrutiva oftálmica. 2016 Nov 1;32(6):e151-3.

129. Mehle K, Eckert AW, Gentzsch D, Schwan S, Ludtka CM, Knoll WD. Avaliação de um novo design de placa de reconstrução mandibular PEEK para terapia de defeito de continuidade por análise de elementos finitos.

130. Scolozzi P, Martinez A, Jaques B. Reconstrução orbito-fronto-temporal complexa usando implante PEEK projetado por computador. Journal of Craniofacial Surgery. 2007 Jan 1;18(1):224-8.

131. Lai JB, Sittitavornwong S, Waite PD. Prótese de polieteretercetona projetada e fabricada assistida por computador para defeito fronto-órbito-temporal complexo. Journal of Oral and Maxillofacial Surgery. 2011 Abr 30;69(4):1175-80.

132. Zoidis P, Papathanasiou I. Prótese dentária fixa modificada com resina PEEK como uma restauração provisória após a colocação do implante. The Journal of prosthetic dentistry. 2016 Nov 30;116(5):637-41.

133. Vlachopoulos J, Strutt D. Processamento de polímeros. Ciência e tecnologia de materiais. 2003 Set 1;19(9):1161-9.

134. Stawarczyk B, Taufall S, Roos M, Schmidlin PR, Lumkemann N. Colagem de resinas compostas a PEEK: a influência de sistemas adesivos e parâmetros de abrasão a ar. Clinical Oral Investigations. 2017 Jun 24:1-9.

135. Stawarczyk B, Jordan P, Schmidlin PR, Roos M, Eichberger M, Gernet W, Keul C. Efeitos do tratamento de superfície PEEK na resistência à tração da ligação a resinas de revestimento. The Journal of prosthetic dentistry. 2014 Nov 30;112(5):1278-88.

136. Hallmann L, Mehl A, Sereno N, Hammerle CH. A melhoria das propriedades adesivas do PEEK por meio de diferentes pré-tratamentos. Applied Surface Science. 2012 Jul 1;258(18):7213-8.

137. Marya K, Dua JS, Chawla S, Sonoo PR, Aggarwal A, Singh V. Implantes dentários de polieteretercetona (PEEK): Um caso para carga imediata. International Journal of Oral Implantology and Clinical Research. 2011 Aug 16;2(2):97-103.

138. Kakinuma H, Ishii K, Ishihama H, Honda M, Toyama Y, Matsumoto M, Aizawa M. Implantes antibacterianos de polieteretercetona imobilizados com íons de prata com base na capacidade de ligação de quelato de fosfato de inositol: Processamento, caracterização do material, citotoxicidade e propriedades antibacterianas. Journal of Biomedical Materials Research Part A. 2015;103(1):57- 64.

139. Zoidis P. Abordagem de tratamento all-on-4 com polieteretercetona modificada: Um relatório clínico. The Journal of Prosthetic Dentistry. 2017 Jul 11.

140. Hahnel S, Scherl C, Rosentritt M. Reabilitação provisória da dimensão vertical oclusal usando uma prótese dentária removível com retenção de coroa dupla com estrutura de polieteretercetona. The Journal of Prosthetic Dentistry. 2017 Jun 20.

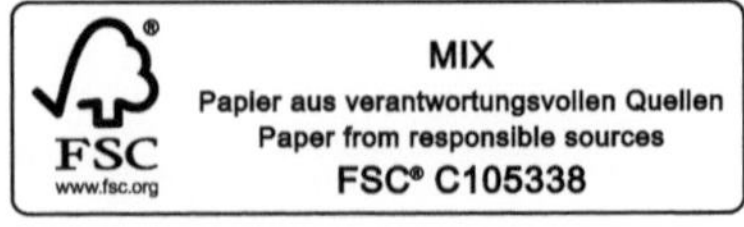

Printed by Books on Demand GmbH, Norderstedt / Germany